Carl-Auer

*Für meine Frau Silke und*
*meine beiden Söhne Leonard und Leander*

András Wienands

# Einführung in die körperorientierte systemische Therapie

Vierte Auflage, 2023

Reihengestaltung: Uwe Göbel
Umschlag: Heiner Eiermann
Satz: Verlagsservice Hegele, Heiligkreuzsteinach
Printed in Germany
Druck und Bindung: CPI books GmbH, Leck

MIX
Papier | Fördert gute Waldnutzung
FSC® C083411
www.fsc.org

CPI klimaneutral
Mehr Bäume. Weniger $CO_2$

Vierte Auflage, 2023
ISBN 978-3-89670-604-1 (Printausgabe)
ISBN 978-3-8497-8444-7 (ePub)


Bibliografische Information der Deutschen Nationalbibliothek:
Die Deutsche Nationalbibliothek verzeichnet diese Publikation in der Deutschen Nationalbibliografie; detaillierte bibliografische Daten sind im Internet über http://dnb.d-nb.de abrufbar.

Informationen zu unserem gesamten Programm, unseren Autoren und zum Verlag finden Sie unter: **https://www.carl-auer.de/**.
Dort können Sie auch unseren Newsletter abonnieren.

Carl-Auer Verlag GmbH
Vangerowstraße 14 • 69115 Heidelberg
Tel. +49 6221 6438-0 • Fax +49 6221 6438-22
info@carl-auer.de

# Inhalt

# Einleitung

*„Als ich 14 Jahre alt war,*
*war mein Vater für mich so dumm,*
*dass ich ihn kaum ertragen konnte.*
*Aber als ich 21 wurde,*
*war ich doch erstaunt,*
*wie viel der alte Mann in den sieben*
*Jahren dazugelernt hatte."*

Mark Twain

Handlungs- und erlebnisorientierte Ansätze stehen im systemischen Feld derzeit hoch im Kurs. Wollte man für diese Entwicklung einen Namen finden, ließe sich von einer emotionalen Wende in der systemischen Praxis sprechen. Dies ist sicherlich auch den Anregungen zu verdanken, die aus den kognitiven Neurowissenschaften für die Psychotherapie im Allgemeinen und die systemische Therapie im Besonderen entstanden sind (Hüther 2006, 2008). Die Neurowissenschaften belegen, dass das Gehirn zum Lernen Erfahrungen benötigt. Für die Psychotherapie bedeutet dies, dass sich problematische Einstellungen durch kognitiven Erkenntnisgewinn nicht verändern lassen. Um Einstellungen, die auf Erfahrungen basieren, zu verändern, benötigt das Gehirn korrigierende Erfahrungen. Der Körper – die Verkörperung und Umsetzung in Handlung und Interaktion – bietet hierzu eine Vielzahl kreativer Möglichkeiten, die erfahrbar werden lassen, was intellektuell bereits verstanden worden ist.

Es haben bereits einige Autoren (El Hachimi u. Stephan 2008; R. Weber 2006; Lauterbach 2007) Möglichkeiten aufgezeigt, Bewegung, Spiel und Interaktion in der systemischen Praxis aufzugreifen. Eine Integration körperpsychotherapeutischer Konzepte, die sich von dem Energiebegriff Wilhelm Reichs ableiten, wurde bisher nicht vorgelegt. Dies mag unter anderem daran liegen, dass sich die Körperpsychotherapie noch immer in pathologieorientierten Konzepten verortet, wie sie der Systemik fremd sind. Nicht, weil diese Konzepte als falsch oder theoretisch mangelhaft kritisiert würden. Eine derartige Bewertung läge dem systemischen Feld fern. Eher, weil sie der systemischen Praxis als wenig nützlich erscheinen. Die Beschreibung eines Klienten als schizoider, psychopathischer oder rigider Charakter erinnert an Zuschreibungen, gegen die sich die familientherapeutische Bewegung in ihren Anfängen bewusst gestellt hat. An die Stelle von Zuschreibungen, Pathologisierungen und Klassifikationen trat ein Denken in Beziehungen. Symptome wurden nicht länger als Eigenschaften einer Person, d. h. als ihre Charaktereigenschaften, sondern als Ausdruck von Beziehungen beschrieben. Die Fokussierung und Wertschätzung der als positiv erlebten Beziehungsaspekte standen dabei im Vordergrund und wurden im Vergleich zur Analyse der Problemmuster als hilfreicher erlebt. Die Erkenntnis, dass der Mensch an seinen Erfolgen lernt, wurde hier konsequent umgesetzt.

Inzwischen wurde aber auch diese eher als einseitig zu beschreibende Lösungs- und Ressourcenorientierung zugunsten einer Balance von Problem- und Lösungsorientierung aufgegeben. Die Fokussierung auf schmerzliche Gefühle und der wertschätzende Umgang mit ihnen, wie sie der humanistischen Bewegung und insbesondere der Körperpsychotherapie zu eigen war, haben dabei ebenso einen Platz erhalten wie die Fokussierung auf Ressourcen und Lösungsmuster. Im Zuge dessen ist es möglich geworden, körperpsychotherapeutische Konzepte, deren Ziel im Wesentlichen in der Verlebendigung von Gefühlen besteht, in die systemische Praxis zu integrieren.

Im vorliegenden Buch möchte ich einen systemischen Weg aufzeigen, auf dem die wesentlichen Elemente der Körperpsychotherapie, wie sie von Wilhelm Reich begründet und durch zahlreiche Kolleginnen und Kollegen weiterentwickelt worden sind, in die systemische Praxis integriert werden können. Um dies zu erreichen, möchte ich eine kurze Einführung in die verschiedenen systemischen Perspektiven geben und sie durch die Darstellung der unterschiedlichen körperpsychotherapeutischen Modelle ergänzen. Auf diesen Darstellungen aufbauend, möchte ich anhand eines Beispiels eine Integration beider theoretischer Gruppen zu einem Modell der körperorientierten systemischen Praxis beschreiben.

# 1 Systemische Perspektiven

Im Wesentlichen lassen sich in der systemischen Praxis folgende theoretische Perspektiven unterscheiden:

- zirkulär
- strukturell
- strategisch-lösungsorientiert
- mehrgenerational
- wachstumsorientiert
- narrativ
- phänomenologisch
- symbolisch-erfahrungsorientiert.

Ich möchte diese unterschiedlichen Perspektiven in ihren zentralen Gedanken und Methoden darstellen und sie jeweils anhand eines kurzen Beispiels veranschaulichen. Dazu ist zu sagen, dass die Unterscheidung verschiedener Perspektiven wie lösungsorientiert, mehrgenerational, strukturell etc. nicht einer gewissen Willkür entbehrt. Diese Unterscheidung stellt jedoch einen nützlichen Weg dar, will man das systemische Feld in seinen unterschiedlichsten Haltungen und Interventionen strukturieren. Eine ausführlichere Darstellung inklusive Interviewleitfäden zu den einzelnen Perspektiven findet sich in den *Choreographien der Seele* (Wienands 2005).

## 1.1 Zirkulär

Die zirkuläre Perspektive bzw. die Betonung von Zirkularität in der systemischen Praxis wurde von der Mailänder Gruppe um Mara Selvini Palazzoli (vgl. Selvini Palazzoli et al. 1981) sehr gefördert. Was sich aus den frühen Arbeiten der Mailänder

Gruppe bis heute erhalten hat, ist das Denken in Wechselwirkungen, d. h. das Wissen darüber, dass jede Aussage über einen Beziehungspartner immer auch eine Selbstbeschreibung ist. Das Denken, Beschreiben und Fragen in linearen Kausalitäten wird dabei durch das Denken in zirkulären Kausalitäten ersetzt. Die Beschreibung eines Beziehungspartners, der mir etwas zufügt, wird durch ein Modell, in dem ich meinen Beziehungspartner dazu einlade, sich so zu verhalten, wie ich es entschieden ablehne bzw. es beim Therapeuten beklage, abgelöst. Eine Beschreibung von Beziehungsverhalten als Folge von bewussten oder unbewussten Einladungen macht es für den klagenden Klienten möglich, aus einer passiven in eine aktive Rolle zu wechseln. Das ohnmächtige Erdulden des Verhaltens der Bezugspersonen kann dadurch in ein aktives Gestalten der Einladungen und Angebote übergehen, womit dem Klienten das Wissen über seine Selbstgestaltungskompetenzen vermittelt wird.

**Methoden**

Die bekannteste Methode zur Vermittlung dieser Perspektive ist das zirkuläre Fragen. Im zirkulären Fragen (Simon u. Rech-Simon 2007) wird versucht, Wechselwirkungen aufzuzeigen, indem eine Person nach ihrer Wahrnehmung der Beziehung zweier anderer Personen befragt wird. So wird zum Beispiel die Ehefrau gefragt, wie ihr Mann ihre Beziehung zu ihrer Mutter wahrnimmt. Es kann aber auch einfach nur eine Außenperspektive eingeholt werden. So kann der Klient gefragt werden, wie seine Frau ein bestimmtes Geschehen wohl beschreiben würde. Kurz, es wird versucht, die egozentrierte Perspektive durch einen multizentrischen Blick auf das Geschehen abzulösen.

**Beispiel**

Ein Klient kommt zu mir in Therapie, da seine Frau vor Kurzem fremdgegangen ist. Im zirkulären Denken gehe ich davon aus, dass dieses Geschehen wechselseitig bedingt, d. h. von beiden Partnern gemeinsam erzeugt wurde. Ich werde den Fokus im zirkulären Ansatz daher auf die Frage richten, warum der Klient seine Frau weggeschickt bzw. zu einem anderen Mann geschickt hat und wie er das geschafft hat. Mit dem Warum können wir der Frage der unbewussten beziehungsgestaltenden Fähigkeit nachgehen, d. h. der Frage, in welcher Form durch dieses Geschehen Auseinandersetzung, Entwicklung und Veränderung für beide Partner eingefordert und möglich werden. Mit dem Wie können wir uns fragen, auf welche Weise es ihm gelungen ist, seine Frau erfolgreich zu einem anderen Mann zu schicken, und damit den Fokus auf seinen zukünftigen Handlungsspielraum richten. So wird der Klient vom ohnmächtigen Partner zum machtvollen Gestalter, der das Geschehen als Appell zu verstehen lernt, sich zu bewegen bzw. seine bewusste oder/und unbewusste Einladung gegenüber seiner Frau zu modifizieren und so Wachstum, Entwicklung und Veränderung möglich zu machen.

## 1.2 Strukturell

Mit dem Denken in und Beschreiben von Strukturen, d. h. der Beziehungsgrenzen, hat sich Salvador Minuchin (1997) ausführlich beschäftigt. Seine grundlegende Annahme ist, dass Systeme in Subsysteme unterschieden werden können. So kann eine Familie z. B. in folgende Subsysteme differenziert werden: aktuelles Familiensystem im Unterschied zu den Herkunftssystemen beider Partner, Paarsystem, Elternsystem, Kindersystem, Geschwistersystem (z. B. bei Patchworkfamilien), die Männer im System und die Frauen im System. Ein zentraler Gedanke besteht darin, dass Konflikte immer nur im jeweiligen Subsystem gelöst werden können. Versucht etwa das Paarsystem stellvertretend Konflikte aus den jeweiligen Herkunftsystemen zu lösen, ist es wahrscheinlich, dass dieser Versuch, sofern kein Bewusstsein für das Geschehen entsteht, scheitert. Es ist durchaus möglich, dass Konflikte in andere Subsysteme verschoben und dort erfolgreich gelöst werden können. So kann der Vater an den Sohn die Aufgabe delegieren, sich von seiner allmächtigen Mutter bzw. Großmutter abzugrenzen und auf diese Weise ihre Vormachtstellung im Familienunternehmen zu beschränken. Häufiger scheitern diese Versuche jedoch, d. h., den Kindern wird es z. B. nicht gelingen, im stellvertretenden Geschwisterkrieg den Konflikt ihrer Eltern aufzulösen.

### Methoden

Die bekannteste Methode besteht in der Differenzierung der Subsysteme (Joraschky 1996). Indem der Therapeut gemeinsam mit den Klienten ein Bewusstsein für die diffusen, starren oder flexiblen Grenzen der unterschiedlichen Subsysteme gewinnt, können die unterschiedlichsten (Entwicklungs-)Aufgaben sowohl in Abgrenzung wie auch in einer für alle Seiten stimmigen Bezogenheit gelöst werden. Hierzu wird der Therapeut die Qualität der Subsystemgrenzen erfragen, um im Folgenden mit dem Klienten bzw. dem Klientensystem ein erweitertes oder neues Bewusstsein für den Umgang mit ihnen zu entwickeln. Die sogenannte Restrukturierung familiärer Systeme ist das Ziel dieser Vorgehensweise.

### Beispiel

Drei Geschwister im Alter von 54, 57 und 61 Jahren kommen zu mir in Beratung, da mit dem Tod des Vaters ein heftiger Streit um das Erbe entflammt ist. Im strukturellen Denken gehe ich davon aus, dass Konflikte immer nur innerhalb ihrer Subsysteme gelöst werden können bzw. sich als unlösbar erweisen, wenn es sich um verschobene Konflikte handelt. Ich werde mit den Geschwistern daher zu klären versuchen, inwiefern sich in den Auseinandersetzungen jene alten und eventuell bekannten Konflikte der Eltern untereinander bzw. der Eltern mit den Kindern wiederholen. Gelingt es uns, Hypothesen zu entwickeln, die z. B. die Vermutung nahelegen, dass sich der Bruder mit der Schwester in einer Weise streitet, wie dies die Mutter mit dem Vater nie konnte, können wir die jeweiligen Positionen aufweichen. Ebenso wäre es möglich, dass sich die Brüder in einer Weise streiten, wie dies der Vater mit seinem Bruder immer getan hat. So wird deutlich, dass es den Kindern nicht gelingen kann, die ungelösten Konflikte der Eltern untereinander und innerhalb ihrer Herkunftssysteme zu lösen, und ein Aufeinanderzugehen nur möglich wird, wenn diese unbewusste Parteinahme aufgegeben wird. In der Folge lässt sich dann auch eine für alle Seiten stimmige Lösung für den Umgang mit dem Erbe finden.

## 1.3 Strategisch-lösungsorientiert

Unter dem Begriff der Lösungsorientierung werden mindestens fünf unterschiedliche theoretische Ansätze subsumiert: die Ressourcenorientierung von Milton Erickson (O'Hanlon u. Hexum 1994), die Fokussierung auf Ausnahmen vom Problemerleben nach Steve de Shazer (1998) und Insoo Kim Berg, die „Therapy as if" von Paul Watzlawick et al. (2004), die „Fokused Problem Resolution Therapy" der Palo-Alto-Gruppe um Richard Fisch, John Weakland und Lynn Segal (1987), Don D. Jackson und Gregory Bateson und der auf strategische Interventionen (Hausaufgaben) fokussierte Ansatz von Jay Haley (T. Weiss u. Haertel-Weiss 2005). In aller Kürze lassen sich diese Ansätze wie folgt zusammenfassen: Der grundlegende Versuch der Lösungsorientierung besteht darin, den Fokus vom Problem zur Lösung zu verschieben. Statt die Ursachen für das Scheitern zu suchen, wird der Weg zur Lösung fokussiert. Angenommen, ein Klient möchte nach Italien fahren und kommt in die Beratung/Therapie, weil er bisher in Holland, Spanien und Rumänien gelandet ist, nicht jedoch in

Italien. Ein lösungsorientierter Therapeut wird sich nicht darum bemühen, mit dem Klienten zu verstehen, wie das kommen konnte, dass er immer wieder am falschen Ziel angelangt ist. Er wird eine Landkarte ausbreiten und zusammen mit dem Klienten die Route nach Italien suchen. Übertragen, bedeutet dies für die Therapie, dass der Aufmerksamkeitsfokus auf die Entwicklung, Stärkung und Förderung der Lösungsmuster gerichtet wird.

**Methoden und Beispiel**

Eine bekannte Methode besteht in der Frage nach Ressourcen und ihrer Verwendung zur Fokussierung des gewünschten Erlebens (O'Hanlon u. Hexum 1994). So kann eine depressive Klientin nach ihren ehemaligen Hobbys gefragt werden. Der Klientin fällt ein, wie gerne sie Geranien gezüchtet hat. Im weiteren Verlauf der Therapie wird es immer wieder darum gehen, die Klientin bei der Geranienzucht zu unterstützen, damit sie auf diese Weise einen Weg aus der Selbstbeschreibung „depressiv“ findet.

Die Frage nach Ausnahmen (de Shazer 1998) sucht nach Zeiträumen, auch sehr kurzen Intervallen, innerhalb deren das erwünschte Erleben bereits erfahren wurde. Diese Zeiten können durchaus weit zurückliegen, z. B. in der Kindheit. Entscheidend bleibt, dass durch die Fokussierung das Lösungserleben in all seinen Facetten in das Bewusstsein dringt. So wird man hier z. B. nach Zeiten fragen, in denen das erwünschte Erleben in Ansätzen bereits vorhanden bzw. das Problemerleben weniger dominant war oder gar nicht existierte.

Mit der dem Konstruktivismus entlehnten Intervention des „Nur mal angenommen …“ von Paul Watzlawick et al. (2004) gelingt es immer wieder, starre Realitätskonstruktionen zu verflüssigen. So kann ein Klient, der behauptet, sich nicht daran erinnern zu können, dem erwünschten Erleben je nahe gewesen zu sein, gefragt werden: Nur mal angenommen, Sie könnten sich daran erinnern, wie Sie sich in jenen depressionsfreien Zeiten gefühlt haben, was glauben Sie, wie sähe das aus?

Mit dem Fokus auf die bisherigen Lösungsversuche der Palo-Alto-Gruppe (Fisch et al. 1987) kann mit dem Klienten erarbeitet werden, wie das Problem bisher stabilisiert worden ist, sofern alle bisherigen Lösungsversuche nicht zu einer Lösung beigetragen haben. Ziel ist es hier, einen Lösungsversuch zu entwickeln, der die bisherigen Lösungsversuche nicht aufgreift. Man sagt hier auch gerne: Wenn die (bisherige) Lösung das Problem ist, ist das Problem die Lösung. So kann ein Klient, der den Konflikt mit seiner Freundin stets durch beschwichtigende Reaktionen zu schlichten versucht hat, dazu angeregt werden, ebenso wütend wie seine Freundin zu reagieren. Eventuell beinhaltet diese bisher als problematisch eingestufte Reaktion (wütend werden) die Lösung des Konfliktes (z. B. den Wunsch der Freundin nach einer emotionalen Reaktion seitens ihres Freundes). Die bisherige Lösung (beschwichtigen) stellt hingegen das eigentliche Problem dar.

Der Fokus auf Verschreibungen und Hausaufgaben (Weiss u. Haertel-Weiss 2005) verschiebt den Ort der Therapie in den Alltag des Klienten. Schon durch geringfügige Veränderung von Raum, Zeit, Ort, Art und Dauer des Problemerlebens kann dem Klienten ein Gefühl der Steuerung bzw. der Möglichkeit, sein Problemerleben zu beeinflussen, vermittelt werden. Ein Erleben von „Es passiert mit mir“ wird so durch ein Gefühl von „Ich mache“ ersetzt. Ein Paar kann z. B. gefragt werden, ob es möglich ist, den Streit, der bisher stets im Wohnzimmer ausgetragen worden ist, ins Badezimmer zu verlagern. Ein sich als depressiv beschreibender Klient kann gebeten werden, den Vormittag, vom Erwachen bis zur Mittagsstunde, für seine depressiven Gedanken und Gefühle zu reservieren, d. h., jegliche andere Beschäftigung auszuschließen, um im Gegenzug jedoch den Nachmittag bis zum Abend vollständig depressionsfrei zu halten. Alle „depressiven“ Gedanken und Gefühle müssen in diesem Zeitraum in ein Notizbuch geschrieben werden, das dann wiederum am kommenden Vormittag abgearbeitet werden kann.

## 1.4 Mehrgenerational

Die mehrgenerationale Perspektive, wie sie von Ivan Boszormenyi-Nagy (2006) beschrieben worden ist, legt ein besonderes Augenmerk auf die unsichtbaren Bindungen der Familienmitglieder, die in Form von Loyalitäten aufrechterhalten werden. Loyalität meint hier, einem Familienmitglied bzw. der Familie als Ganzem verpflichtet zu sein. Die Formen der Verpflichtung, die aus den verschiedenen Loyalitäten erwachsen, können sehr unterschiedlich sein. Indem sich die Familienmitglieder ihrer Loyalitäten bewusst werden und dafür einen konstruktiven und bewussten Ausgleich suchen, wird es möglich, destruktive Ausgleichsbemühungen zu ersetzen. Auch wenn – oder insbesondere wenn – ein Individuum auf der bewussten Ebene jede Form von Bezogenheit auf sein Familiensystem verweigert, kann dies durch eine umso intensivere unbewusste Form von Loyalität ausgeglichen werden. Die Person lässt sich dann z. B. beruflich ebenso scheitern, wie der Vater gescheitert ist, oder wird ebenso alkoholabhängig wie ein Familienmitglied, um der Familie auf diese Weise nahe zu sein und unbewusst auszudrücken: Ich gehe denselben Weg wie du, bzw. ich bin wie du. Auf einer bewussten Ebene ist Loyalität eine Bindungskraft, die dem Individuum eine Antwort auf die Frage nach der eigenen Identität geben kann, dies sowohl in Abgrenzung zur eigenen Familie als auch in bewusster Identifikation mit ihr. Loyalität ist demnach eine stark identitätsbildende und lebensgestaltende Kraft, unabhängig davon, ob sie verweigert oder als Ressource genutzt wird.

### Methoden

Eine zentrale Methode in der mehrgenerationalen Perspektive besteht in der offenen Diskussion der sogenannten Schuld- und Verdienstkonten (G. Reich et al. 1996). Dabei werden die Klienten gefragt, ob und, wenn ja, welche Formen von Schuld bzw. Verdienst sie innerhalb der verschiedenen familiären Beziehungen haben bzw. zu haben glauben. Häufig kann durch diesen Dialog ein bewusster Generationenausgleich angeregt werden, der für alle Seiten als stimmig erlebt wird und dazu führt, dass nachfolgende Generationen zu einem konstruktiven und bestärkenden Umgang mit Schuld und Verdienst ihrer Vorfahren finden. Auch trägt der Generationenausgleich zu einem ausgeglichenen Verhältnis von Eltern und erwachsen gewordenen Kindern bei, da gegebenenfalls überzogene Ansprüche auf beiden Seiten geklärt und aufgelöst werden können. Auf diese Weise kann sich für die gesamte Familie über Generationen hinweg ein Individuationsprozess vollziehen, der von Helm Stierlin (1982) als „bezogene Individuation" bezeichnet worden ist. Bezogene Individuation meint hier das Entwickeln von Unterschieden der einzelnen Familienmitglieder zueinander bei einer gleichzeitigen Bezogenheit aufeinander, d. h. einer für alle Seiten stimmigen Form von Loyalität.

### Beispiel

Ein Klient kommt in die Therapie, weil er sich nach der dritten Firmengründung und Firmenpleite psychisch erschöpft fühlt. Im mehrgenerationalen Fokus werden wir uns fragen, inwiefern dieses berufliche Scheitern ein als loyal zu bezeichnendes Verhalten darstellt. Der Klient beschreibt seine Beziehung zum Vater als nüchtern, kühl und sachlich. Er habe nie einen emotionalen Bezug zu ihm entwickeln können und lehne jeglichen Kontakt zu seinem Vater bis heute strikt ab. Der Vater war ein sehr erfolgreicher und vermögender Geschäftsmann, bis er bei einem Zusammenbruch der Börse einen beträchtlichen Teil seines Vermögens verlor. Nach diesem Verlust hat der Klient seinen Vater als gebrochenen Mann erlebt, der sich von dem Schock nicht mehr erholt hat. Die mehrfachen Firmenpleiten des Sohnes lassen sich hier als unbewusster Versuch wahrnehmen, sich in den Lebensweg des Vaters einzufühlen. Dem Sohn wird es auf diese Weise möglich, sich mit dem emotionalen Erbe seines Vaters auseinanderzusetzen und eine wenn auch unbewusste Form von Loyalität, d. h. Empathie, zu entwickeln.

## 1.5 Wachstumsorientiert

Die humanistisch-wachstumsorientierte Perspektive der Familientherapie wurde von Virginia Satir (vgl. Satir et al. 2007) begründet. Die liebevolle Bezogenheit der Bezugspersonen steht hier im Mittelpunkt. Sie ist über eine kongruente Kommunikation zu erreichen, bei der die Personen eingeladen werden, verbale und nonverbale Kommunikation – d. h. Verbalisation mit Denken, Fühlen und Handeln – in Einklang zu bringen. Über die liebevolle Förderung der Persönlichkeit, des Selbstwertgefühls und der Fähigkeit, sich ehrlich und direkt auf seine Mitmenschen zu beziehen, wird versucht, ein Miteinander zu ermöglichen, in dem sich keiner der Beteiligten hinter seiner Maske verstecken muss. Die Maske bzw. Überlebenshaltung des Klienten zu benennen, z. B. sein rationalisierendes, beschwichtigendes, anklagendes oder ablenkendes Verhalten, und zugleich seine Persönlichkeit zu fördern, d. h. seine Fähigkeit, zu verbalisieren, was er fühlt und denkt – das sind zentrale Ziele der wachstumsorientierten Familientherapie.

### Methoden

Neben Familienskulptur, „Part's Party" – bzw. der Arbeit mit unterschiedlichen Anteilen/Seiten einer Person – und der Familienrekonstruktion, d. h. dem psychodramatischen Nachspielen der Familiengeschichte, ist die Arbeit an den unterschiedlichen Kommunikationsstilen eine zentrale Methode in der Wachstumsorientierung (siehe Satir et al. 2007). Hier wird die sogenannte kongruente von der sogenannten inkongruenten Kommunikation unterschieden. Als inkongruent wird ein Kommunikationsverhalten beschrieben, bei dem sich die verbalisierte und die nonverbale Botschaft unterscheiden. Inkongruente Kommunikationsstile sind das anklagende, beschwichtigende, rationalisierende und ablenkende Gesprächsverhalten. Diese inkongruenten Kommunikationshaltungen dienen dazu, die Gefühle, Bedürfnisse und Wünsche des Betreffenden zu verschleiern. Im Gegensatz dazu steht die kongruente Kommunikation, die es dem Betreffenden erlaubt zu benennen, was er fühlt, hört und sieht, d. h., sein Erleben direkt anzusprechen. Werden Gefühle und Bedürfnisse mit den Botschaften im familiären Dialog zur Deckung gebracht, ohne dass dadurch die Garantie für ihre Erfüllung impliziert wird, ist ein wesentliches Therapieziel erreicht.

**Beispiel**

Eine Familie, Vater, Mutter und zwei Kinder im Alter von 14 und 16, kommen in die Therapie, da der 16-jährige Sohn allzu häufig mit dem Vater aneinandergerät, ohne dass diese Auseinandersetzungen fruchtbar wären. Im wachstumsorientierten Fokus werde ich davon ausgehen, dass die Gefühle von Vater und Sohn in den familiären Auseinandersetzungen nicht benannt werden können und die beiden daher immer wieder aneinander vorbeireden. Ich werde die beiden daher einladen, eine Diskussion zu einem für sie beide konfliktreichen Thema zu beginnen. Im Konflikt der beiden stellt sich heraus, dass der Sohn häufig eine anklagende, der Vater eine beschwichtigende Haltung einnimmt. Ich werde nachfragen, ob dies die beiden auch so erleben. Wird dies bejaht, werde ich fragen, welche Gefühle unter dieser anklagenden bzw. beschwichtigenden Haltung liegen. So kann der Sohn seine Wut darauf benennen, dass sein Vater ihm immer wieder ausweicht. Der Vater kann auf diese Weise seine Angst benennen, seinen Sohn zu verlieren. In der Folge werden wir die Auseinandersetzung fortführen, indem beide versuchen, sowohl den Inhalt ihrer Auseinandersetzung als auch die dabei entstehenden Gefühle auszudrücken und zur Deckung zu bringen.

## 1.6 Narrativ

Die narrative Perspektive, als solche von Harry Goolishian (vgl. Goolishian u. Anderson 1997) bezeichnet und von Michael White (vgl. White u. Epston 2006), als bekanntestem Vertreter, weiterentwickelt, betrachtet die Welt als eine Welt der Geschichten. Geschichten machen Leute und formen ihr Schicksal. Die Aufmerksamkeit wird hier auf die positive und destruktive Macht von Geschichten gerichtet. So haben Geschichten die Kraft, den Mythos vom Hans im Glück, aber auch vom ewigen Verlierer zu gestalten. Wollen wir den Beteiligten helfen, aus ihren Leidensgeschichten auszusteigen, müssen wir ihnen helfen, alternative Geschichten zu entwickeln. Geschichten, in denen ihre Kompetenzen gesehen, ihre Fähigkeiten betont und ihre Möglichkeiten erkannt werden. Die destruktive Macht der unveränderlichen Leidensgeschichte muss dabei durch die Geschichte vom hässlichen Entlein, das sich in einen Schwan verwandelt bzw. schon immer einer war, ersetzt werden. Zentrale Rolle spielt hier auch die Gesellschaft, die in ihren feststehenden Narrationen, etwa vom konfliktbereiten arabischen Jugendlichen aus Berlin-Neukölln oder dem gewaltbereiten schwarzen Jugendlichen aus der Bronx, Schicksal formt, ohne dass die Beteiligten sich dessen bewusst wären. Die Dekonstruktion der herrschenden Begrifflichkeiten und Vorurteile innerhalb der Gesellschaft (Foucault 1973) ist daher wesentliches Therapieziel.

### Methoden

Bekannteste Methode ist das Externalisieren (White u. Epston 2006). Im Externalisieren werden das problematische Verhalten einer Person und die Person selbst voneinander unterschieden. Therapeut, Klient und Bezugspersonen können so gemeinsam gegen das als problematisch definierte Verhalten vorgehen und zugleich die Person stärken. Im Zuge dessen wird es möglich, die Person, unabhängig von ihrem Problemverhalten, zu beschreiben und eine alternative Geschichte zu entwickeln. In dieser alternativen Geschichte werden insbesondere jene Aspekte der Person sichtbar, die ihre Ressourcen betonen und ihre Fähigkeiten benennen. Eine häufig genutzte Möglichkeit der Verstärkung besteht darin, die alternative Version durch einen Brief, ein Schreiben oder ähnliche Dokumente (Urkunden, Zeugnisse etc.) schriftlich zu fixieren und für alle relevanten Bezugspersonen, d. h. Familienmitglieder, Freunde, Lehrer, Arbeitgeber etc., zugänglich zu machen. Auf diese Weise wird ein gesellschaftlicher Ausschnitt kreiert, innerhalb dessen die alternative Geschichte bekannt gemacht und das Potenzial des Klienten gestärkt werden.

### Beispiel

Eine Familie kommt wegen des aggressiven Verhaltens ihres 14-jährigen Sohnes, das sich durch verschiedene Lösungsversuche nicht verändern ließ, in Therapie. Im narrativen Ansatz werde ich davon ausgehen, dass sich die Problemgeschichte des aggressiven Sohnes bereits so viel Publikum verschafft hat, dass es für den 14-Jährigen schwer ist, alternative Verhaltensweisen zu etablieren. In der Therapie werden wir das aggressive Verhalten des Jungen, z. B. als Vladic, den Mörder (dies eine Idee des Jungen!), externalisieren und von dem positiven Potenzial des Jungen unterscheiden. Gemeinsam mit Eltern, Lehrern und Freunden werden wir den Kampf gegen Vladic aufnehmen, der sich bisher immer wieder erfolgreich des Jungen bemächtigen konnte. Wir werden Strategien erarbeiten, sogenannte Frühwarnsysteme, um die Macht von Vladic über ihn zu verringern und schließlich gänzlich aufzulösen. Um dieses Ziel gemeinsam mit allen Beteiligten zu erreichen, setzen wir ein Schreiben auf, in dem der erfolgreiche Kampf des Jungen gegen Vladic beschrieben und um Unterstützung gebeten wird. Als unterstützend wird es von dem Jungen empfunden, wenn Bezugspersonen in konfliktträchtigen Situationen darauf verweisen, dass Vladic keine Macht über ihn habe und er stärker sei als dieser.

## 1.7 Phänomenologisch

Die phänomenologische Perspektive, die als solche durch Bert Hellinger (G. Weber 2000) benannt wurde, legt ihr Augenmerk auf die Integration von Personen und Themen, die von einem Familiensystem ausgestoßen oder verdrängt worden sind. Insbesondere dadurch, dass ein Familienmitglied von der Familie verleugnet wird, erhält es großen Einfluss im System. Der Versuch, eine Person oder entsprechende Themen auf Dauer aus dem Bewusstsein der Familie zu verdrängen, kann dazu führen, dass unbewusst eine Auseinandersetzung erzwungen wird. Dies kann u. a. dadurch geschehen, dass ein Familienmitglied durch eine wie auch immer geartete Symptomatik darauf aufmerksam macht. Der Grundgedanke besteht darin, dass lebende Systeme die ihnen fehlenden Elemente erzeugen, d. h. die Integration der verleugneten Personen oder/und Themen anstreben, indem sich ein oder mehrere Familienmitglieder unbewusst für diesen Integrationsprozess verantwortlich machen. Dieser Integrationsversuch kann durchaus auch auf (selbst)destruktiven Wegen initiiert werden.

### Methoden

Eine zentrale Methode besteht in dem Versuch, die sogenannten ausgestoßenen Personen und Themen auf eine für alle Familienmitglieder stimmige Weise zu integrieren. Häufig wird dazu mit mehreren Rollenspielern (Stellvertretern für die Familienmitglieder) nach einem Familienbild gesucht, in dem die bisher gemiedene Person bzw. damit zusammenhängende Themen einen für den Klienten stimmigen Platz erhalten. Dabei wird der Klient eingeladen, unterschiedliche Positionen der stellvertretenden Familienmitglieder zueinander durchzuspielen, bis es ihm gelingt, ein Bild zu entwickeln, innerhalb dessen alle Beteiligten einen für ihn stimmigen Platz erhalten haben. Die Suche nach solchen Lösungsbildern stellt dabei den therapeutischen Prozess dar. In den 90er-Jahren wurde ebendieser Prozess karikiert, indem wissende Therapeuten (statt intuitiv kompetente Klienten) diese Integrationsbilder entwickelten. Häufig wurden diese Bilder aus einer Position der Allmacht und Allwissenheit des Therapeuten erstellt. Da die Diskussion inzwischen jedoch hinreichend geführt worden ist (Weber, Schmidt u. Simon 2007), bleibt hier zu sagen, dass insbesondere in der Stärkung der Selbstgestaltungskompetenzen des Klienten ein zentrales Ziel dieser Vorgehensweise liegt (Wienands 2003).

### Beispiel

Eine Klientin kommt in Therapie, da sich ihr elfjähriger Sohn der zwölfjährigen Tochter ihres neuen Partners gegenüber sexuell übergriffig verhalten hat. Er hat ihr in den Schritt gegriffen, als sie im Bad aus der Dusche stieg, sich daraufhin jedoch tagelang vor ihr versteckt. Das Mädchen selbst hat sich zwar sehr erschreckt, will jedoch nach dem Geschehen gerne mit dem Jungen sprechen. Dieser verweigert aber jeglichen Kontakt. Im phänomenologischen Fokus werde ich gemeinsam mit der Mutter der Frage nachgehen, inwiefern das Verhalten ihres

Sohnes einen Integrationsversuch bezüglich sexuell konnotierter Themen innerhalb des Familiensystems darstellen könnte. In der Folge stellt sich heraus, dass die Frau sich u. a. deshalb von ihrem Mann getrennt und den Kontakt vollständig abgebrochen hat, da dieser die sexuellen Grenzen des Sohnes nicht beachtet hatte. So war es immer wieder zu einer Überschreitung der Intimsphäre des Sohnes gekommen, indem der Vater das Badezimmer betrat, obwohl der Sohn gerade auf der Toilette saß und dies ausdrücklich nicht wollte, er zu ihm in die Badewanne stieg, obwohl der Junge ausdrücklich gesagt hat, dass er alleine baden wolle, etc. Der Vater selbst wurde als Kind von seiner Oma jahrelang missbraucht. In der Therapie versuchen wir, dem Vater einen Platz im Familiensystem zu geben, der dem Sohn sowohl ausreichend Raum zur Abgrenzung, aber auch Identifikation mit den als positiv erlebten Aspekten erlaubt. In einem ersten Schritt entwickeln wir hierzu ein Familienbild von Vater, Mutter, Sohn und den Eltern des Vaters, d. h. auch der benannten Großmutter, innerhalb dessen einerseits die Grenzen gewahrt und andererseits eine positive Bezogenheit ermöglicht werden. In einem zweiten Schritt wird es darum gehen, dass die Mutter dem Sohn eine Bezogenheit auf den Vater gewährt, die eine unbewusste Identifikation mit ihm und seiner Thematik ablöst.

## 1.8 Symbolisch-erfahrungsorientiert

Als symbolisch-erfahrungsorientiert hat Carl Whitaker (vgl. Whitaker u. Bumberry 1992; Whitaker u. Napier 1998) seine Arbeit mit Familien beschrieben. Seiner Arbeitsweise eigen war der Fokus auf die spontanen Impulse des Therapeuten und der Familienmitglieder sowie ihre Integration in das therapeutische Geschehen. Insbesondere diese informellen Aspekte werden so immer wieder zum zentralen Bestandteil der Interaktion im Therapieraum. Die wesentliche Haltung, die diesem Vorgehen zugrunde liegt, ist der Glaube daran, dass Beziehung nur durch einen Bruchteil von logisch-rationalen Elementen gesteuert wird. Die unlogisch-irrationalen Aspekte zwischenmenschlicher Begegnungen nehmen einen sehr viel größeren Stellenwert ein. So wird etwa auf der Oberfläche alles richtig gemacht, methodisch korrekt ausgeführt und atmosphärisch liebevoll gestaltet, und dennoch entzieht sich die Begegnung der logisch-steuerbaren Beziehungsgestaltung. Durch das Wissen über den großen Anteil, den unsere irrationalen Impulse auf die Gestaltung unserer Beziehungen haben, wird der Glaube an die bewusste Steuerbarkeit von Begegnung durch die Freude an den unlogischen und absurden Aspekten ergänzt.

**Methoden**

Zentrales Instrument sind der Therapeut und die Familienmitglieder in ihren irrationalen Impulsen. Indem diese Impulse in der Begegnung benannt werden und zu ihrer Umsetzung eingeladen wird, wird die Familie animiert, mit ihren absurden und unlogischen Impulsen zu spielen (Whitaker u. Napier 1998). Die Familienmitglieder auf diese Weise zu einem spielerischen Umgang, d. h. zu einem Theater des Absurden, einzuladen ist dabei ein wesentliches Ziel. Der Therapeut in seiner Bereitschaft, seine eigene Person als brüchig, irrational und spontan handelnd darzustellen, motiviert die Klienten, sich selbst in ebenderselben Form einzubringen. Das eigene Beziehungshandeln kann so enttabuisiert und aus dem Bereich des kranken, pathologischen und symptomatischen in den Bereich des kreativen und lebendigen Verhaltens geführt werden. Auf diese Weise wird es möglich, die irrationalen Impulse zu entscheidenden Ideengebern für Wachstum, Entwicklung und Veränderung aller Beteiligten zu nutzen.

**Beispiel**

Ein Paar kommt zu mir in Therapie, da sich beide nach 30-jähriger Ehe gegenseitig den Vorwurf machen, keine neuen Impulse in die Beziehung einzubringen. Tatsächlich schildern sie ihr Anliegen auf eine sehr einschläfernde Weise, die mich nach kurzer Zeit müde werden lässt. In der symbolisch-erfahrungsorientierten Perspektive werde ich meine Müdigkeit benennen und fragen, ob ich mich kurz auf dem Boden ausstrecken dürfe. Ich ernte damit Irritation, biete jedoch an, das Hinlegen gemeinsam als einen neuen Impuls auszuprobieren. Auch wenn ich den Mann nicht gewinnen kann, stimmt die Frau lachend zu und begibt sich gemeinsam mit mir auf den Boden. Nach kurzer Zeit geht die Frau ihren Mann ärgerlich an und bittet ihn, nun endlich mal etwas mitzumachen, schließlich seien sie hier, um etwas Neues auszuprobieren. So liegen wir schließlich alle drei auf dem Boden und schauen an die Decke. Ich frage nach, was dieses Auf-dem-Boden-Liegen auslöst, woraufhin die Frau schildert, dass sie sich als Jugendliche immer gerne in ihrem Zimmer auf den Boden gelegt habe, um in voller Lautstärke Musik zu hören. Obwohl der Mann anfänglich hartnäckig behauptet, dass dies alles nichts ihn ihm auslöse, fällt ihm nach einer Weile auf, dass er das irgendwie mit den 70er-Jahren verbinde, da die Hippies doch auch immer auf dem Boden gesessen und gelegen hätten. Wir legen als Hausaufgabe sogenannte Hippiezeiten fest, die darin bestehen, sich gemeinsam im Wohnzimmer auf den Boden zu legen und laut Musik zu hören. Die jeweiligen Musikstücke sollen sie dabei wechselseitig aussuchen, um den Partner zu überraschen.

# 2 Körperpsychotherapeutische Konzepte

## 2.1 Vegetotherapie

Die psychotherapeutische Arbeit am Körper und mithilfe des Körpers wurde in den Anfängen des vergangenen Jahrhunderts durch Wilhelm Reich (1982) begründet. Reich, neben Jung und Adler ein Schüler aus dem engsten Kreis um Freud, hat die ursprüngliche Idee Freuds von Ladung und Entladung aufgegriffen und zum zentralen Thema seiner frühen Theorien gemacht. Freud hat in seinen Anfängen Symptome, wie die damals als Hysterie bezeichneten affektiven Entladungen seiner Klientinnen, als sexuell gestaute Energie beschrieben (Freud 1972). Dass die Klientinnen sich abreagieren, häufig in Verbindung mit Trance und Hypnose, war zu Beginn seines therapeutischen Wirkens das Ziel seiner Arbeit. Freuds Idee war zum damaligen Zeitpunkt revolutionär. Vereinfacht ausgedrückt, hat er behauptet, dass jene Energie, die nicht sexuell entladen werden könne, die neurotischen Muster seiner Klientinnen bzw. der Gesellschaft speise.

Reich hat diese Idee Freuds zu einem Zeitpunkt, d. h. in den späten 20er-Jahren, aufgegriffen und weiterentwickelt, als sich Freud von ihr bereits abgewandt und anderen Konzepten, so u. a. der Idee von Übertragung und Gegenübertragung, zugewandt hatte. Aber auch Freuds Gedanke der negativen Übertragung wurde von Reich in einem somatisch fundierten – man könnte auch sagen: psychosomatischen Modell – aufgegriffen und weiterentwickelt (W. R. Reich 1989). Reich ging in diesem Modell davon aus, dass sich der Mensch auf eine spezifische, für ihn typische Weise in der Begegnung mit seinen Mitmenschen gegen die Erfahrung seiner Gefühle wehrt. Diese sogenannte Abwehr, später als Widerstand beschrieben, spiegelte sich für ihn auch in einer spezifischen Haltung, die über den Körper ausgedrückt wird.

Wilhelm Reich betrachtete den Menschen als umfassendes energetisches System, welches physische und emotionale Blockaden bildet, wenn primäre Emotionen dauerhaft verleugnet werden. Diese Energieblockaden manifestieren sich in Haltung, Bewegung, Mimik, Gestik, Atmung und der Stimme des Menschen. Die Körperpsychotherapie Wilhelm Reichs basiert daher auf der Freisetzung von Lebensenergie. Interessanterweise traf Virginia Satir (siehe 1.5) in dem kalifornischen *Esalen Institute* auf Reich und wurde in ihrer Idee der anklagenden, beschwichtigenden, rationalisierenden und ablenkenden Kommunikationshaltungen von ihm inspiriert.

Reich hatte zum damaligen Zeitpunkt den Widerstand seiner Klienten zu Clustern zusammengefasst (W. Reich 1989). Er beschrieb die sogenannte schizoide (nach Satir: ablenkende), psychopathische (nach Satir: anklagende), masochistische (nach Satir: beschwichtigende) und rigide (nach Satir: rationalisierende) Abwehr jedoch nicht mehr als von rein sexuellen oder erotischen Impulsen, sondern vielmehr von Gefühlen und Bedürfnissen im Allgemeinen ausgelöst. Die Betonung lag nun auf einem ehrlichen, liebevollen und lebendigen Kontakt, der Sexualität durchaus einschloss, aber nicht mehr auf sie fokussierte. Die Theorie von Ladung und Entladung in Verbindung mit der Widerstandsanalyse, die auch als Charakteranalyse bezeichnet wird, kennzeichnet die Vegetotherapie Wilhelm Reichs (der Bestandteil „Vegeto-" in „Vegetotherapie" bezieht sich auf das vegetative Gleichgewicht).

Der Ansatz von Reich wurde auf unterschiedlichste Weise weiterentwickelt und hat zu zahlreichen Schulen der Körperpsychotherapie geführt (siehe u. a. Bioenergetik nach Alexander Lowen 2002; Core-Energetik nach John Pierrakos 1997; Primärtherapie nach Arthur Janov 2007; Bonding nach Dan

Casriel 1995; psychomotorische Therapie nach Albert Pesso, vgl. Pesso u. Moser 2002; holotropes Atmen nach Stanislav Grof 2008; Biosynthese nach David Boadella 2009; Biodynamik nach Gerda Boyesen 2006; und andere).

## 2.2 Bioenergetik und Core-Energetik

Als wahrscheinlich bekanntestes Verfahren der Körperpsychotherapie entwickelten Alexander Lowen und John Pierrakos, beide Schüler von Wilhelm Reich, die Bioenergetik (Lowen 2002). Ziel ist es, den sogenannten Charakterpanzer des Klienten zu schmelzen, um den Ausdruck von Gefühlen zu ermöglichen. Dieser Gedanke ließe sich heute am ehesten anhand der systemischen Konzepte des Verflüssigens und Schmelzens erschließen. Wo es der Systemik darum geht, Realitäten zu verflüssigen, indem eine egozentrische durch eine multizentrische Sichtweise ersetzt wird, geht es der Bioenergetik darum, den körperlichen Panzer, als Äquivalent zur Psyche, zu schmelzen.

John Pierrakos hat, durch den spirituellen Einfluss seiner Frau Eva Pierrakos inspiriert, das eher methodisch ausgerichtete Vorgehen seines Kollegen Alexander Lowen durch das theoretische Konstrukt von Maske, höherem und niederem Selbst ergänzt (Pierrakos 1997). Die Konzeption eines höheren Selbst, des sogenannten Core (Core-Energetik), erinnert entfernt an die Konzeption des Unbewussten bei Milton Erickson. Das Core bzw. Unbewusste wird in beiden Theoriegruppen als ein Ort der verschütteten, aber stets vorhandenen Ressourcen des Klienten bzw. seines intuitiven Wissens darüber, was ihm guttut und auf welche Weise Entwicklung möglich ist, konzipiert. Dieser Gedanke, die intuitiven Kompetenzen des Klienten zugänglich zu machen, indem die verhärteten, verkörperten und psychischen Muster geschmolzen werden, ist bis heute erhalten geblieben. Vorausgesetzt wird, dass sich die psychische Struktur in der physischen Struktur des Menschen spiegelt. Wird der Körper in seiner Über- bzw. Unterspannung als Zugang zu den entsprechenden psychischen (Beziehungs-) Mustern genutzt, wird die Arbeit mit dem und an dem Körper zur Arbeit an den psychischen Themen selbst.

Man muss jedoch zwischen den theoretischen Konzepten der Begründer, d. h. Reich, Lowen, Pierrakos oder auch Gerda Boyesen (Biodynamik, 2006), David Boadella (Biosynthese, 2009) und Albert Pesso und Tilmann Moser (Psychomotor Therapy, 2002) u. a., und dem heutigen Stand innerhalb der jeweiligen Verfahren unterscheiden. Einen differenzierten Überblick zum heutigen Stand der körperpsychotherapeutischen Praxis geben Halko Weiss und Gustl Marlock in ihrem *Handbuch der Körperpsychotherapie* (2006). Als gemeinsamen Nenner verbindet diese theoretischen Schulen das Energiekonzept von Wilhelm Reich, d. h. das Konstrukt einer emotionalen bzw. Lebensenergie, deren Freisetzung das Ziel der psychotherapeutischen Arbeit darstellt.

## 2.3 Tiefenpsychologisch fundierte Körperpsychotherapie

Neben diesen Konzepten findet sich eine Gruppe von Verfahren, deren theoretische Modelle nicht an Reichs Energiebegriff angelehnt sind. Georg Downing hat in seinem Buch *Körper und Wort in der Psychotherapie* (2000) ein sehr differenziertes Konzept einer tiefenpsychologisch fundierten Körperpsychotherapie vorgelegt. Von seinen Ergebnissen in der Säuglingsforschung inspiriert, bildet das Konzept der affektmotorischen Schemata die Grundlage seiner Theorie. In den affektmotorischen Schemata verbinden sich früheste affektive und motorische Erfahrungen zu einer Einheit, die für das spätere Leben des Erwachsenen zum psychischen Fundament werden. In der sogenannten sanften Körperarbeit nach Downing wird der Zugang zu diesen tieferen emotionalen Schichten über eine dezent verstärkte Atmung erreicht. Die hierdurch auftretenden Gefühle, Bilder und Assoziationen werden im folgenden Gespräch verarbeitet. Tiefenpsychologische Konzepte wie Übertragung, Gegenübertragung und Projektion spielen dabei eine entscheidende Rolle.

## 2.4 Hakomi

Den Begründer der Hakomi-Methode, Ron Kurtz (vgl. 2002), könnte man als den Konstruktivisten unter den Pionieren körperpsychotherapeutischer Konzepte bezeichnen. Seine Vorgehensweise ist durch östliche Konzepte wie Achtsamkeit, Sanftmut und das stille Beobachten gekennzeichnet. Das systemische Entschleunigen findet sich hier in Form von Langsamkeit im Vorgehen wieder. Auch wenn die Hakomi-Methode immer noch stark von den charakteranalytischen Konzepten Reichs beeinflusst ist, ist die grundlegende Haltung des Therapeuten eine dialogische. Es wird, im Unterschied zur klassischen Vegetotherapie (Reich), Bioenergetik (Lowen) oder Core-Energetik (Pierrakos), weniger auf die körperlichen Beziehungsblockaden und ihre Auflösung fokussiert als vielmehr auf die Beziehung und den verkörperten Beziehungsdialog zwischen Therapeut und Klient. Dieser rückt in den Vordergrund und stellt die Grundlage für das therapeutische Geschehen dar. Der Therapeut sieht sich dabei als einen Weggefährten des Klienten, der ihn auf seinen Expeditionen begleitet. Ein sanfter, liebevoller und häufig stiller Gefährte, der lediglich die Aufgabe hat, den Impulsen des Klienten zu folgen und das Geschehen zu spiegeln.

## 2.5 Psychoanalytische Körperpsychotherapie

Eine weitere Entwicklung körperpsychotherapeutischen Arbeitens findet sich in der Gruppe um Peter Geißler (vgl. 2001).

Diese Gruppe von Psychoanalytikern, zu denen als bekannteste Vertreter Peter Geißler, Tilmann Moser (2001) und Günther Heisterkamp (1999) zählen, hat sich dem Ziel gewidmet, das psychoanalytische Setting durch die Integration des Körpers zu ergänzen. Auch die psychoanalytische Körperpsychotherapie nimmt keinerlei Bezug auf Reichs Energiebegriff. An dessen Stelle tritt der sogenannte Handlungsdialog, d. h. der durch Probehandlungen begleitete Dialog zwischen Therapeut und Klient. In sehr differenzierter und dezenter Weise wird das verbale Geschehen durch Interaktionen begleitet, die eine Abbildung primärer Beziehungserfahrungen darstellen. Anhand der Selbstbewegungen des Klienten (Heisterkamp 1999) und suchenden bzw. tastenden Modellszenen (Moser 2002) versucht man, eine Abbildung früher Beziehungserfahrungen zu modellieren, um sie ins Bewusstsein zu heben. Die Reinszenierung dieser frühen Beziehungserfahrungen und ihre Reflexion bilden den zentralen Prozess im therapeutischen Geschehen.

## 2.6 Neurowissenschaftliche Implikationen

Der allgemeine Trend innerhalb der Psychotherapie in Richtung einer Körper-, Emotions- und Erlebnisorientierung entspricht auch dem aktuellen Stand der neurowissenschaftlichen Forschung. Warnend lässt sich sagen, dass bei einer genaueren Beschäftigung mit den neurowissenschaftlichen Forschungsergebnissen jedes psychotherapeutische Verfahren bestätigende Ergebnisse finden wird. Was sich als kleinster gemeinsamer Nenner festhalten lässt, sind Ergebnisse, die zeigen, dass das Gehirn kein Computer ist, den man programmieren kann. Damit das Gehirn neue Informationen langfristig speichern kann, müssen sie anhand von Erfahrungen bestätigt werden. Da Einstellungen, aus denen Gedanken, Gefühle und Handlungen resultieren, auf Erfahrungen basieren, muss die Psychotherapie versuchen, problematische Einstellungen zu verändern, indem neue, d. h. hilfreiche Erfahrungen ermöglicht werden. Da sich Einstellungen nicht alleine durch Belehrung, also Wissen, verändern lassen, bedarf es in der Therapie sowohl neuer Erkenntnisse als auch neuer Erfahrungen, damit Veränderungen ermöglicht werden. Therapeutisches Geschehen, welches sich lediglich auf Reden und Verstehen beschränkt, geht demnach an den hirnphysiologischen Bedingungen für Veränderung vorbei. Therapie muss daher, um alte Einstellungen verändern zu können, auch erfahrungsorientiert sein, d. h. neue Erfahrungen erzeugen. Dies bedarf außer des verbalen Dialogs immer auch eines emotionalen Dialogs. Der Körper kann dabei als wesentliche Ressource wertvolle Dienste leisten.

## 2.7 Handlungs- und erlebnisintensivierende Interventionen

Die Systemik erlebt derzeit eine Renaissance ihrer frühen handlungsorientierten Konzepte. Schon Boszormenyi-Nagy (vgl. 1.4) schrieb in seinem Buch *Unsichtbare Bindungen* (2006, S. 401):

> „Wir halten nichts von der wunderwirkenden Kraft vermehrten Wissens oder bewussten Wahrnehmens, wenn diese Kraft nicht in neuen Mustern mutigen Handelns zum Ausdruck kommt. Kognitiver Gewinn führt nicht zur Korrektur von Beziehungsunausgewogenheiten, solange er nicht auch in Handlungen umgesetzt wird."

Aber auch Salvador Minuchin war davon überzeugt, dass der Therapieraum ein Ort sein sollte, an dem die Klienten neue Erfahrungen sammeln können. Sein Konzept des *enactment* betont die Inszenierung der familiären Muster im Therapieraum mit dem Fokus auf einer Restrukturierung der Subsysteme. Reiner Erkenntnisgewinn war und ist auch in der strukturellen Vorgehensweise kein angestrebtes Therapieziel.

Neben Boszormenyi-Nagy und Salvador Minuchin ließen sich noch viele weitere Mütter und Väter der Familientherapie nennen, die immer wieder auf die Interaktion im Therapieraum fokussiert haben. Virginia Satir mit ihren unterschiedlichsten Konzepten ging es stets um die Erfahrung einer lebendigen, sogenannten kongruenten Begegnung. Auch Carl Whitaker hat viel Wert auf eine lebendige, verspielte und mutige Interaktion im Therapieraum gelegt. Diese frühen Konzepte werden jetzt, nach einer eher kognitiv und konstruktivistisch orientierten Systemik, wieder salonfähig. Als Konsens lässt sich festhalten, dass die allgemeine Bereitschaft im systemischen Feld, die Therapie sowohl erkenntnis- als auch erfahrungsorientiert zu gestalten, d. h., auf erlebnisintensivierende Methoden zurückzugreifen, als sehr hoch einzuschätzen ist (vgl. z. B. Beaulieu 2008).

# 3 Methoden der Körperpsychotherapie

Im Folgenden beschreibe ich einige Interventionen der Körperpsychotherapie, die ich im Rahmen der körperorientierten systemischen Therapie häufig verwende. Ich erhebe dabei keinen Anspruch auf Vollständigkeit. Auch beschreibe ich einige Interventionen nicht so, wie sie ursprünglich konzipiert worden sind, sondern so, wie sie in der systemischen Praxis verwendet werden können.

## 3.1 Sanfte Körperarbeit

In der sanften Körperpsychotherapie nach Georg Downing (2000) besteht die zentrale körperorientierte Intervention darin, dass der Klient gebeten wird, sich hinzulegen und seine Atmung sanft zu vertiefen. Durch diese leichte Steigerung der Atemtätigkeit können Bewusstseinsinhalte an die Oberfläche treten, die in einer aufrechten, sitzenden Haltung nicht im Fokus der Aufmerksamkeit waren. Diese Intervention ist eine der am einfachsten zu handhabenden, da sie im Wesentlichen nur aus der Bitte besteht, sich hinzulegen und die Atmung leicht zu verstärken. Dennoch ist es immer wieder überraschend, welch lösende Wirkung diese Intervention haben kann. Sich hinzulegen und zu entspannen einerseits und die leichte Vertiefung der Atmung andererseits führen in einem therapeutischen Kontext häufig zu einer Verschiebung des Aufmerksamkeitsfokus: nicht selten auf Inhalte, die bisher ausgeblendet waren, d. h. Kognitionen, Emotionen und Handlungen, die für den therapeutischen Prozess einen entscheidenden Anstoß geben können.

**Beispiel**

Ein Klient, Mitte 40, klagt über Energielosigkeit und Antriebsarmut. Er fühle sich in seine alltäglichen Pflichten eingespannt wie ein Hamster in ein Hamsterrad und sehe keine Perspektive für die Zukunft. In einer der Stunden bitte ich ihn, sich hinzulegen und seine Atmung sanft zu vertiefen. Nach ein paar Minuten berichtet er, dass er sich daran erinnert fühle, wie er sich als Junge im Wald häufig ein Laubbett gesucht habe, um sich dort auszuruhen und zu dösen. Dies habe er immer dann gemacht, wenn er Abstand gewinnen wollte und ihm nach Ruhe und Einsamkeit zumute war. Dieses Bild haben wir in seiner Intensität vertieft, indem wir so viele Details wie möglich zutage gefördert haben, zum Teil aus der Erinnerung, zum Teil mithilfe der Fantasie. In der Folge haben wir versucht, die Situation „Wald, Laubbett, Entspannung und Abstand" auf ihre Bedeutung für seine heutige Situation zu übertragen. Schnell wurde dem Klienten deutlich, wie sehr er sich danach sehnt, einen vergleichbaren Abstand zu seinem Alltagsgeschehen herzustellen. Dies hatte er in der jüngsten Vergangenheit vollkommen aufgegeben.

## 3.2 Verbundatmung

In der Verbundatmung nach Stanislav Grof (Walch 2007) wird der Klient gebeten, ohne Unterbrechung ein- und auszuatmen, d. h., im Verbund zu atmen. Man kann das im Sitzen, im Stehen und im Liegen tun, sowohl auf sich selbst fokussiert (z. B. mit geschlossenen Augen) als auch auf ein Gegenüber bezogen, z. B. einen Partner oder den Therapeuten. Die Verbundatmung hat eine emotional öffnende Wirkung, d. h., Gefühle wie Trauer, Wut, Scham, Angst, Liebe etc. können freigesetzt bzw. nicht länger zurückgehalten werden. Die kontinuierliche Zirkulation der Atmung verschiebt den Bewusstseinsfokus von der gedanklichen auf die emotionale Ebene. Dies wirkt immer dann sehr befreiend und prozessförderlich, wenn die Beteiligten der Meinung sind, dass Gefühle schwanger getragen werden, sei es schon über längere Zeit oder in dieser Stunde, jedoch eine Brücke oder Hilfestellung fehlt, damit sie ihren Ausdruck finden können.

Im Unterschied zur sanften Atmung bei Downing wird hier verstärkt geatmet, was nicht selten zu verschiedenen vegetativen Begleiterscheinungen führen kann, die jedoch sämtlich als harmlos zu bezeichnen sind. Selbst intensive vegetative Symptome der Hyperventilation, die auftreten, wenn durch das intensive Einatmen zu viel Stickstoff das Blut anreichert, sind harmlos, solange dem Klienten geholfen wird, über den emotionalen Ausdruck das Gleichgewicht von Sauerstoff und Stickstoff im Blut wiederherzustellen. Was keinesfalls geschehen sollte, ist, einen vegetativen Zustand herzustellen, der im Klienten Angst oder sogar Panik erzeugt, ohne dass ihm eine positive Erfahrung der Bewältigung ermöglicht wird. Der Therapeut sollte durch eine intensive Form der Selbsterfahrung seine eigenen Ängste verloren haben, um diese Intervention mit der notwendigen Gelassenheit, auch sehr intensiven emotionalen Zuständen gegenüber, begleiten zu können.

**Beispiel**

Ein Paar in den 30ern klagt mehrere Stunden in Folge über den fehlenden emotionalen Bezug zueinander. Man könne immer wieder wunderbar miteinander reden, gut reflektieren und auch Verschiedenes verändern, das eigentliche Ziel aber, eine intensive emotionale Begegnung, lasse sich dadurch nicht erreichen. In einer der Stunden bitte ich das Paar, sich gegenüberzustellen, die Hände zu geben und ohne Unterlass zu atmen. Nach kurzer Zeit wird der Frau schlecht bzw. schwarz vor Augen, und sie bricht das Experiment ab. Da wir dies im Vorfeld als Möglichkeit besprochen haben, wollen beide es noch einmal versuchen. Wir vereinbaren, dass sich beide an den Händen des Partners festhalten können, jedoch, sofern möglich, weiteratmen sollen.

Beim zweiten Versuch gelingt es ihr, über die erste Phase der Übelkeit hinauszugelangen, indem ich sie ermuntere, ihre Übelkeit mit Worten auszudrücken. Jetzt wird ihr Blick klarer, fast angriffslustig. Parallel dazu wird nun ihm übel. Ich ermuntere ihn, seinem Körpergefühl Worte zu geben, woraufhin er immer wieder sagt: „Ich muss kotzen." Ich lasse ihn dies verstärken, und bald gelingt es ihm, die Wörter laut und kraftvoll zu schreien. Nun beginnt seine Frau zu weinen, was sich bald, da ich sie ermuntere, weiter intensiv zu atmen, in ein Schluchzen verwandelt. Auch sie bitte ich, ihre Tränen mit Worten auszudrücken, woraufhin sie sagt, dass sie keine Worte habe, nur eine tiefe Traurigkeit, einen tiefen Schmerz. Nach einer Weile ebbt das Schluchzen ab, und sie nehmen sich in die Arme. Wieder bitte ich sie, mit Worten auszudrücken, was sie empfinden, woraufhin sie flüstert: „Ich liebe dich." Nun beginnt er zu weinen und sagt: „Ich weiß doch."

Nach einer Weile bitte ich beide, sich noch einmal gegenüberzustellen und sich in die Augen zu schauen. Beide beschreiben dies als einen sehr intensiven Moment, der ihnen viel Kraft gebe. Im weiteren Verlauf der Stunde versuchen wir, das Geschehen aufzuarbeiten und mit Bedeutung zu füllen, was jedoch beiden sehr schwerfällt. Wir beschließen, es so stehen zu lassen und abzuwarten, ob sich Veränderungen in die gewünschte Richtung einer intensiveren emotionalen Begegnung ergeben. In der folgenden Stunde, drei Wochen später, berichten beide, dass sich ihr emotionaler Kontakt, sowohl im Konflikt wie auch in der liebevollen Bezogenheit, deutlich vertieft habe und sie sich wünschen würden, weiterhin körperorientierte Elemente in der Therapie zu nutzen.

## 3.3 Schreien

Die zentrale Intervention bei Arthur Janov (2007) besteht darin, die Stimme bis zum Schrei zu erheben, wobei es sich um einen Schrei aus Freude, Lust, Schmerz, Wut, Liebe, Enttäuschung, Ekel etc. handeln kann. Es können sowohl Botschaften hinausgeschrien, z. B. „Ich liebe dich!“, als auch einfach nur Ärger, Angst etc. ausgedrückt werden, ohne dass das damit einhergehende Gefühl verbalisiert würde. Entscheidend ist, dass in Kontexten, in denen sich der Klient von seinen Ressourcen abgeschnitten fühlt, der Schrei als Brücke zur Lebendigkeit, d. h. als Möglichkeit, die als lähmend erlebte Situation zu verändern, genutzt werden kann. Normalerweise ist es eine natürliche Reaktion zu schreien, wenn man sich z. B. stark erschreckt. In Kontexten, in denen diese Reaktion jedoch nicht möglich war bzw. dauerhaft verhindert worden ist, z. B. aus Angst vor Konsequenzen, kann das zu einem intensiven Gefühl der Lähmung und Ohnmacht führen. Bei der Anwendung dieser Intervention ist entscheidend, sich nicht mit einem zaghaften Versuch zufriedenzugeben. Es kommt vielmehr darauf an, dass so laut und so lange geschrien wird, bis der Klient das Gefühl hat, seine Lebendigkeit im jeweiligen Kontext in vollem Umfang wiedererlangt zu haben. Dies gilt insbesondere für Kontexte, in denen der Klient sich als gelähmt wahrnimmt, d. h. der Zugriff auf die Selbstgestaltungskompetenzen nicht in vollem Umfang möglich ist.

**Beispiel**

Ein Klient um die 50 kommt in Therapie, da er unter den Folgen einer passiv erlebten Schlägerei leidet. Der Klient wartete nachts an einer Bushaltestelle, als sich eine Gruppe Jugendlicher dazugesellte, die nach kurzer Zeit anfingen, grundlos auf einen ebenfalls wartenden Jugendlichen einzuschlagen, und selbst dann von ihm nicht abließen, als er bereits leblos auf dem Boden lag. Das Bild, wie der leblose Körper des Jugendlichen mit Tritten malträtiert wird, verfolgt den Klienten seitdem im Schlaf und im wachen Zustand und hat zu einer schweren Beeinträchtigung seines alltäglichen Lebens geführt. Der Klient beschreibt sich in dieser Szene als vor Schreck wie gelähmt. Er habe um Hilfe schreien wollen, es aber nicht gekonnt. Selbst als die Jugendlichen sich entfernt hatten, stand er noch unbeweglich auf derselben Stelle. Erst als ein weiterer Passant dazukam, habe er sich aus seiner Starre lösen können. Die Erinnerung an diese Lähmung, welche er nicht willkürlich steuern könne, erzeuge immer wieder ein Gefühl der Panik.

Wir arbeiten uns in der Therapie langsam vorwärts, bis wir an den Punkt kommen, erneut in die Situation, d. h. die konkrete Szene, abzutauchen, um sie zu verändern. Zu diesem Zweck imaginieren wir verschiedene Details, bis ihm das Geschehen emotional ebenso präsent ist wie in seinen alltäglichen Flash-backs. Bereits im Vorfeld haben wir geklärt, was er tun wolle. Er möchte laut schreien: „Sofort aufhören, oder ich hole die Polizei!“, dies, obwohl wir beide wissen, dass es im Ernstfall sicherlich die falsche Reaktion wäre. Im Ernstfall ist immer zuerst die Polizei zu verständigen. Für ihn ist es aber wichtig, sich aus seiner Lähmung und Hilflosigkeit zu befreien, um aktiv in das Geschehen eingreifen zu können bzw. es zu verhindern.

Zu Beginn steht er wie gelähmt im Raum, die Augen weit geöffnet, offensichtlich tief in die Erinnerung bzw. den Schock versunken. Ich erinnere ihn an seine Worte, woraufhin er flüstert: „Das dürft ihr nicht, hört auf, hört sofort auf!“ Ich bitte ihn, lauter zu werden, was ihm jedoch nicht gelingt. Jetzt nehme ich eine Intervention zu Hilfe, die ich im kommenden Abschnitt beschreiben werde. Ich lege meine Hände an seine Schultern und verstärke langsam mit meinen Daumen den Druck auf die Schulter-, Nackenmuskulatur. Ich registriere, wie mein Klient auf den Schmerz mit einem leisen Stöhnen und einer vertieften Atmung reagiert. Dann erinnere ich ihn an seine Worte. Jetzt sagt er mit klarer Stimme: „Das dürft ihr nicht, Schluss, augenblicklich Schluss!" Ich drücke noch stärker zu, und mit einem Mal schreit er in voller Lautstärke: „Sofort aufhören! Schluss damit! Habt ihr denn vollkommen den Verstand verloren! Schluss! Schluss! Schluss!" Er schreit die Jugendlichen in seiner Vorstellung so lange an, bis er mir die Rückmeldung gibt, er fühle sich erschöpft, nun aber sehr lebendig und Herr seiner Kraft.

In den Folgestunden berichtet er, dass seine Ängste von ihm abfallen und er diese „Übung", wie er es nennt, zu Hause und beim Autofahren wiederholt, da sie ihm so gutgetan habe. Auf diese Weise gelinge es ihm, das Gefühl der Lähmung durch ein Gefühl von Kraft und Potenz zu ersetzen. Er habe zudem beschlossen, bei der Polizei einen Kurs über den Umgang mit gewaltbereiten Personen zu belegen.

## 3.4 Spannung verstärken

Häufig frage ich einen Klienten, wo er einen Gedanken, ein Gefühl, einen Impuls in seinem Körper lokalisieren würde bzw. real spürt. Handelt es sich um emotional stark besetzte Gedanken, Gefühle oder/und Impulse, gehen sie meist mit körperlicher Spannung einher, die sich sowohl vaskulär, d. h. in einer Anspannung der inneren Organe, z. B. einem verkrampften Magen, als auch in der äußeren Muskulatur zeigt. Dadurch, dass der Klient gefragt wird, wo er einen psychisch relevanten Inhalt körperlich verortet, wird seine Aufmerksamkeit auf die sich hier aufbauende Spannung gelenkt. In der Folge wird er gebeten, diese Spannung bewusst zu erhöhen, indem er die entsprechenden Muskelpartien bewusst anspannt oder durch eine entsprechende Haltung unter Spannung setzt. Ziel ist es dabei, das Erleben zu intensivieren und den Ausdruck zu verstärken.

Alexander Lowen hat eine Vielzahl von bioenergetischen Übungen beschrieben, die dieses Prinzip aufgreifen. Da ich diese Übungen im Rahmen der körperorientierten systemischen Therapie nicht verwende, möchte ich sie hier nicht beschreiben. Ausführliche Sammlungen finden sich bei Lowen et al. (2006). Das kontextlose Absolvieren unterschiedlicher körperorientierter Übungen halte ich im Rahmen einer systemischen Therapie nicht unbedingt für sinnvoll. Es scheint mir nützlicher, anhand eines konkreten Beziehungsgeschehens, d. h. von einem konkreten Kontext ausgehend, die beziehungsgestaltende Bedeutung körperlicher Spannungen zu erkunden und sie in Form von „Bedürfnisinformationen" (Gunther Schmidt) zu übersetzen bzw. gegenüber den problem- und lösungsrelevanten Bezugspersonen zu verbalisieren und mit emotionaler Intensität auszudrücken.

**Beispiel**

Eine Klientin Ende 20 kommt wegen starker Prüfungsängste zu mir in Therapie. Diese Ängste sind so stark, dass es ihr unmöglich scheint, ihr Medizinstudium fortzusetzen. In einer der Stunden beschließen wir, auch körperorientierte Interventionen zu nutzen. Ich bitte sie, mir zu sagen, wo sie ihre Ängste in ihrem Körper spürt und in welcher Haltung sie sich ausdrücken lassen. Sie spürt die Angst wie einen Eisenring um ihre Brust, der sich mit zunehmender Intensität mehr und mehr zusammenzieht, so weit, bis sie kaum noch atmen kann. Um dies in einer Körperhaltung auszudrücken, setzt sie sich auf den Boden, zieht die Knie an die Brust und umschlingt sie mit den Armen.

Im ersten Schritt bitte ich sie, die Augen zu schließen und sich die letzte Prüfungssituation vorzustellen. In Absprache lege ich ihr, hinter ihr sitzend, beide Arme um den oberen Brustbereich und symbolisiere damit den Eisenring. Ebenfalls in Absprache erhöhe ich langsam den Druck. Die Klientin beginnt, sich, immer noch sitzend, zusammenzukrümmen, um dem Druck auszuweichen. In der Rückmeldung beschreibt sie, wie ihr das (der Eisenring) mehr und mehr Angst macht. Wir einigen uns darauf, dass ich den Druck verstärke und sie versuchen soll, den Eisenring zu sprengen, indem sie ihre Arme (die ebenfalls umschlossen sind) zu Hilfe nimmt. Zuerst beginnt sie zu weinen und sagt auf meine Rückfrage hin (wir haben die Situation unterbrochen), dass sie sich hilflos und ohnmächtig fühlt. Als ich sie frage, ob sie dieses Gefühl mit einer Person oder Personen in Zusammenhang bringen kann, sagt sie, dass ihre Eltern sie stets unter Druck gesetzt haben, exzellente Leistungen zu bringen. Dies galt sowohl für den Klavier- wie den Ballettunterricht, aber auch in der Schule. Wir stellen fest, dass der Eisenring um ihre Brust ein Symbol für den Druck darstellt, den ihre (inneren!) Eltern bis heute erzeugen.

Wir greifen die Sequenz wieder auf, und ich erhöhe erneut den Druck. Wieder beginnt sie zu weinen, was sich diesmal schnell in ein Schluchzen steigert. Wir beschließen jedoch fortzufahren, woraufhin sie sich zaghaft gegen den Druck zu wehren beginnt. Ich ermuntere sie, den Eisenring und mit ihm ihre Ängste zu sprengen und dabei ihre Stimme zu Hilfe zu nehmen. Dies ist ihr suspekt, da sie sich nicht erinnern kann, je laut geschrien zu haben. Wir vereinbaren, dass ich gemeinsam mit ihr laut werde. Jetzt gelingt es ihr trotz ihrer Tränen, ihre Energien zu mobilisieren und sich mit ihrer gesammelten Kraft zu verbinden. Sie kämpft ohne Hemmungen gegen meinen Druck, und unser Kampfgeschrei wird dabei lauter. Wir unterbrechen kurz und fragen uns, wie wir das in Worte kleiden könnten. Sie würde gerne sagen: „Ich lass mich nicht zwingen!“ Ich halte dagegen mit: „Du Versager!“ Wir steigen erneut ein und steigern diesmal den Kampf bis an den Rand unserer Kräfte. Am Ende lasse ich erschöpft los und gebe auf. Sie strahlt über das ganze Gesicht und sagt, dass sie sich auf eine Weise mit ihrer Kraft verbunden fühle wie schon lange nicht mehr.

In der Reflexion wird deutlich, dass es ihr eigentlich darum geht, ihre Eltern bzw. die verinnerlichten Stimmen ihrer Eltern abzuschütteln. Da uns die Arbeit beiden gutgetan hat, beschließen wir, sie zu wiederholen, indem sie sich, so fest sie kann, als Kugel auf dem Boden zusammenrollt und ich sie, wie ein verschnürtes Paket, umschlinge. Jetzt kann sie den ganzen Körper aktivieren, um den symbolischen Ring aus Angst abzuschütteln. Da sie auf diese Weise viel stärker ist als ich – sie muss sich lediglich strecken, was ich nicht zu verhindern vermag –, verlegen wir den energetischen Ausdruck auf die Stimme. Ich bitte sie daher, ihr Erleben in Worte zu fassen und lauter zu werden, statt mich abzuschütteln. Auch dies gelingt ihr gut. Die Worte, die sie dabei wählt, lauten: „Ich bin frei!"

In der folgenden Stunde gibt sie mir die Rückmeldung, dass sie sich in den vergangenen drei Wochen so lebendig wie nie gefühlt habe und außerdem noch nie so laut geschrien habe wie in der vergangenen Stunde. Ihre Angst sei zwar noch da, aber sie habe nicht mehr das Gefühl, ihr ausgeliefert zu sein. Als Hausaufgabe hatte sie sich gewünscht, in der Literatur nach einer Figur zu suchen, die lustvoll scheitert oder die große Angst vor dem Scheitern hat und sich mit dieser Angst auseinandersetzt. Sie entscheidet sich für Alexis Sorbas. Sie habe jedoch die Idee, dass diese Angst sowohl für ihre eigene wie für die Angst bzw. Lust vor dem/am Scheitern ihres Vaters steht. Und schon beginnt, mit der Reflexion ihrer intensiven Beziehung bzw. Loyalität zu ihrem Vater, die nächste Stunde.

**Warum Schmerz?**

Es bleibt zu fragen, warum es sinnvoll sein soll, die Enge in der Brust, die die Klientin im vergangenen Beispiel beschrieben hat, zu verstärken statt, wie üblich, aufzulösen. Der Druck, den meine Arme hier im Brustbereich erzeugen, erhöht die Enge in der Brust. Ziel ist es dabei natürlich, das Gegenteil zu erreichen, d. h. ein Lösen der Anspannung. Dieses Prinzip ist der paradoxen Intervention vergleichbar (O'Hanlon u. Hexum 1994), die sich an einem Beispiel gut verständlich machen lässt. Milton H. Erickson hatte als kleiner Junge auf der väterlichen Farm jeden Abend die Aufgabe, einen störrischen Esel in den Stall zu bringen, wogegen sich dieser stets intensiv wehrte. Eines Abends hatte er vom vielen Ziehen genug, ging wutentbrannt um den Esel herum und zog ihn am Schweif. Mit einem Satz war der Esel daraufhin im Stall.

Wir wenden hier dasselbe Prinzip an. Wir erzeugen bewusst ein „Mehr desselben", damit der Klient die Rolle des Antagonisten einnehmen kann. Er wechselt von demjenigen, der die Spannung erzeugt und aufrechterhält, zu demjenigen, der die Spannung entlädt. Er lässt dabei die verspannte und aus der Beziehung zurückgehaltene Energie in die zwischenmenschliche Begegnung zurückfließen. Das Ziel bei dem bewussten Erhöhen der Spannung bis hin zu einem schmerzhaften Erleben von Anspannung ist es, diese wertvolle Beziehungsinformation energetisch zu verlebendigen. Manchmal reicht es aus, den Klienten zu bitten, die Spannung zu erhöhen. Alternativ kann er diese Areale auch selbst berühren bzw. Druck auf sie ausüben. Manchmal ist es aber auch hilfreich, die Spannung gemeinsam, d. h. mit Unterstützung des Therapeuten, zu erhöhen. Letztendlich hat dies der Klient durch seine Rückmeldung zu gestalten. Er muss benennen, wie viel Spannung und Druck er benötigt, um in Handlungen und Worten auszudrücken, was dies auf der Beziehungsebene bedeutet.

Ein einfacher Weg besteht darin, Druck auf die kontrahierten Muskelpartien auszuüben, d. h., jene Partien, die sich intensiv darum bemühen, das entsprechende Gefühl (Wut, Sehnsucht, Angst, Lust etc.) zu beherrschen, z. B. in Form zusammengebissener Zähne, hochgezogener Schultern, angespannter Bauchmuskeln, durchgedrückter Beine, eines eingefrorenen Lächelns etc. Ich will nur ein paar wenige klassische Punkte oder Partien benennen, die ich in meiner Arbeitsweise häufig nutze. Ich nehme dabei keinerlei Anleihe bei Theorien aus Akupunktur, Shiatsu, Rebalancing oder anderen Formen der Körpertherapie (im Unterschied zur Körper*psycho*therapie). In einer systemisch orientierten Form der Körperarbeit ist es nicht mein Ziel, das Körpersystem ins Gleichgewicht zu bringen. Mein Ziel ist die Verlebendigung der zwischenmenschlichen Begegnung. Ich nutze daher die entsprechenden Lehren der körperorientierten Heilkunde (u. a. auch Rolfing, Alexander-Technik, Feldenkrais etc.) nicht. Im Gegenteil, mein Ziel ist es, den Druck, die Spannung, d. h. die Anspannung in der entsprechenden Situation, zu erhöhen, damit sie sich in Form von emotionalen, verbalen oder handlungsorientierten Impulsen ausdrücken kann.

Im Folgenden beschreibe ich jene Partien, die mir häufig dabei behilflich sind, Spannung zu lösen und als zwischenmenschliche Information zu verlebendigen. Zwei Partien im Gesichtsbereich, die häufig ein hohes Maß an Spannung aufweisen, sind Wangen und Beißmuskulatur. Schon ein leichter Druck auf diese Partie kann im angespannten Zustand äußerst schmerzhaft sein. Am Hinterkopf ist der Übergang vom Schädel zum Hals zu nennen, ein klassischer Punkt für starke Spannungen im Hals-Nacken-Bereich. Ebenso die Schultern, die durch ihre hoch-, vor- oder zurückgezogene Stellung unter starken Spannungen stehen können. Neben den Schultern ist der Brustraum zu nennen. Ein weiterer sehr sensibler Bereich, der sehr viel Spannung binden kann (sei es aufgrund von Angst, Wut, Liebe, Scham etc.), ist der Bauchraum. Zu erwähnen ist, dass Gerda Boyesen (2006) in der biodynamischen Körperpsychotherapie intensiv auf die Spannungen im Bauchraum fokussiert. Für Boyesen gehen Gefühle stets durch den Bauch. Ebenfalls ein hohes Maß an Spannung wird häufig in der Oberschenkelmuskulatur gebunden. Mit den Waden verhält es sich nicht anders, wobei diese nicht immer eine vergleichbar hohe Ladung aufweisen wie die Oberschenkel (eine ausführliche

Darstellung findet sich in Dychtwald 1996). All diese Partien können durch leichten bis intensiven Druck durch den Klienten selbst, durch den Therapeuten oder durch beide gemeinsam in das Geschehen einbezogen werden. Gelingt es, die hier gebundene Energie als beziehungsgestaltende Information zu verlebendigen, werden häufig wertvolle Impulse sichtbar, die nicht selten zu einer Lösung beitragen.

## 3.5 Begrenzen

Die von Albert Pesso und Tilmann Moser (2002) beschriebene Intervention des Begrenzens hat sich bei starken Aggressionen als hilfreich erwiesen. Grundgedanke ist, dass es wenig Sinn ergibt, Aggressionen, z. B. durch das Schlagen auf eine Matratze, lediglich entladen zu wollen. Aggressionen gehören in angemessener Form, ebenso wie alle anderen Gefühle, in die Begegnung mit den entscheidenden Bezugspersonen integriert. Nun kann man dies auf unterschiedliche Weise erreichen. Ein in der Systemik recht bekannter Weg ist der gemeinsame Kampf mit Battakas, z. B. in der Paartherapie. Battakas sind runde Schaumstoffschläger von ca. 50 cm Länge und 15 cm Durchmesser, mit denen man kämpfen kann, ohne sich zu verletzen. Eine weitere Möglichkeit besteht darin, die Wut stimmlich zu verlebendigen, d. h. ein Paar dazu einzuladen, die vorhandene Wut mit der Stimme auszudrücken.

Ein dritter Weg besteht im aktiven Begrenzen der Aggression. Es wird davon ausgegangen, dass Aggressionen, die ins Leere laufen, eher Angst statt Kontakt erzeugen; wie bei einem Dreijährigen, der sich im Wutanfall auf den Boden wirft und nach einer Weile feststellen muss, dass Vater oder/und Mutter verschwunden ist/sind. Das Gefühl von Angst oder auch Panik, das ihn nun beschleicht, vermittelt ihm bei konstanter Wiederholung die Erfahrung: Wenn du wütend wirst, wirst du verlassen. Die körperorientierte Antwort auf diese fehlende Verlässlichkeit der Beziehung besteht in der liebevollen Begrenzung. Am Beispiel des Jungen beschrieben, würde dies bedeuten, dass Vater oder Mutter den Jungen vom Boden aufheben und ihren Weg fortsetzen, ohne das wütende Geschrei des Sohnes zu unterbinden. Die Botschaft lautet: Du kannst wütend sein, aber deinen Willen wirst du mit diesem Geschrei nicht durchsetzen können; und ich werde jetzt meinen Weg fortsetzen (und z. B. weiter einkaufen). Konkret heißt dies, dass die Eltern ein schreiendes und strampelndes Kind mit sich herumtragen müssen, was insbesondere in der Öffentlichkeit nicht unbedingt zu den angenehmsten Dingen im Leben zählt.

Dieses Prinzip wird in der Therapie auf der körperorientierten Ebene modelliert. Es gibt ein Gegenüber, das begrenzt, ohne unterbinden oder in bedrohlicher Weise beenden zu wollen, was sich an Wut entladen möchte. Der Klient kann so die Erfahrung machen, dass seine Wut ausgehalten wird, im Gegensatz zu seiner Ansicht, dass die eigenen Aggressionen viel zu stark sind, als dass sie je von einem Gegenüber ausgehalten werden könnten. Das Entscheidende im therapeutischen Raum bleibt der beständige Kontakt mit demjenigen, der die Funktion des Begrenzens übernimmt, d. h. dem Lebenspartner, dem Therapeuten oder dem Gruppenmitglied.

**Beispiel**

Ein verheiratetes Paar in den 40ern kommt wegen verschiedener Beziehungskonflikte in Therapie. Als wir in einer Stunde an den Punkt kommen, dass die Frau ihrem Mann vorwirft, er sei unfähig, mit ihr zu streiten, weil er ihr gegenüber nie seine Aggressionen zeige, beschließen wir, daran zu arbeiten. Schnell stellt sich heraus, dass er sich ihr gegenüber nicht aggressiv zeigt, weil er glaubt, dass sie dem nicht gewachsen ist. Da es sich um einen in der Tat großen und kräftigen Mann und eine eher zierliche, wenn auch nicht minder starke Frau handelt, beschließen wir, uns der Verlebendigung seiner Wut nicht im

Stehen, sondern im Liegen anzunähren. Zu diesem Zweck legt er sich auf den Rücken, wobei ihn seine Frau so festhält bzw. seinen Korpus umschlingt, dass sich seine Arme und Beine frei bewegen können. In der Vorstellung nähern wir uns der letzten Auseinandersetzung, in der er sich sehr wütend gefühlt, seine Aggressionen jedoch mit vollkommener Ruhe und Gelassenheit verleugnet hat. Als ihm Situation und Gefühl präsent sind, lade ich ihn ein, seine Wut ohne Worte auszudrücken, was zu Beginn nicht recht gelingen will, weil er immer wieder sagt, dass er nicht wisse, wie er das machen soll. Ich schlage ihm vor, zu treten bzw. mit seinen Fäusten auf die Matte zu schlagen und dabei laut zu werden. Immer wieder betont er, dass sie (seine Frau) das nicht aushält, bis seine Frau so wütend wird, dass sie anfängt, ihn zu beschimpfen. Jetzt wird die Szene unruhiger, man spürt förmlich, wie viel Spannung im Raum ist, bis sich mit einem Mal ein gewaltiger Orkan löst, bei dem er mit Händen und Füßen auf die Matte schlägt. Seine Frau hält ihn fest umschlungen, sodass sie keine Gefahr läuft, getroffen zu werden. Nachdem das Gewitter vorbei ist, beginnt er zu weinen. Erst still und für sich, dann hemmungslos. Es dauert lange, bis das Weinen abebbt und wir zum Dialog zurückkehren können.

In der Reflexion sagt er, dass noch niemand sein wahres Gesicht gesehen habe und er es bisher niemandem erlaubt habe, seine Wut zu sehen. Er fühle sich sehr erleichtert und zutiefst glücklich, dass er seiner Frau dieses Geschenk bzw. seine Frau ihm dieses Geschenk habe machen können. Er könne den Grund für die negierte Wut in seinen Gefühlen gegenüber der als depressiv erlebten Mutter erkennen, wisse das auch seit Langem, wolle sich zukünftig jedoch von ihr nicht mehr diktieren lassen, welche Konfliktkultur er mit seiner Frau leben möchte. In der folgenden Stunde berichtet das Paar, dass sie sich intensiv gestritten hätten, was sie beide im Nachhinein als sehr wohltuend erlebt haben. Außerdem sei die intensive sexuelle Begegnung nach dem Streit eine sehr schöne Begleiterscheinung gewesen, sodass sie zukünftig auf diese Form der Auseinandersetzung nicht mehr verzichten wollten.

## 3.6 Bonding

Beim Bonding nach Dan Casriel (1995) liegt der Fokus auf einem liebevollen Kontakt. Wenn Babys bei ihren Müttern und Vätern Kontakt suchen, indem sie sich mit ihrem ganzen Körper an sie schmiegen, spricht man im Englischen von Bonding. Bonding beschreibt einen seelischen Vorgang, der auf der körperlichen Ebene mit einem Sichanschmiegen und Gehaltenwerden einhergeht. Bonding in der Körperarbeit wird umgesetzt, indem eine Person eine andere Person im Liegen, Sitzen oder Stehen umarmt und festhält, dies jedoch nicht nur mit den Armen, sondern mit Kontakt des gesamten Körpers. Brust, Bauch und Becken werden dabei bewusst dafür genutzt, mit dem Partner in Kontakt zu treten bzw. ihn liebevoll zu umarmen. Häufig, insbesondere nach dem Erleben starker negativer Gefühle wie Wut, Angst, Schuld und Scham, setzt man Bonding ein, um Halt, Sicherheit und Geborgenheit zu gewähren und auf diese Weise liebevollen Gefühlen die Tore zu öffnen. Man könnte sagen, dass Bonding das Pendant zum Verstärken von Spannung ist (siehe 3.4), da der Fokus hier auf dem Erzeugen einer heilsamen Szene liegt.

**Beispiel**

Ein Klient Anfang 30, der sich schon seit Längerem bei mir in Therapie befindet, möchte in einer Stunde an den Aggressionen gegenüber seinem Chef arbeiten. Er spricht von einem Autoritätskonflikt und kontinuierlichen Reiberein, die für alle Beteiligten ermüdend seien. Sein Problem bestehe darin, dass er sich einen starken Chef wünsche, da er selbst einen so schwachen Vater hatte. Sobald sich sein Chef ihm gegenüber jedoch streng zeige, d. h. etwas verlange, dem er nicht zustimmen könne, rege sich in ihm Widerstand, und er beginne, so lange gegen seinen Chef zu arbeiten, bis es entweder zu einer offenen Auseinandersetzung komme oder dieser von seiner ursprünglichen Forderung ablasse. Dem Klienten ist sein, wie er es bezeichnet, pubertäres Verhalten peinlich. Er wisse selbst, dass sein Chef zwar manchmal ein „Idiot“, aber meist im Recht sei. Er habe bisher nur keine Idee, wie er seinen Widerstand dagegen, auch mal das zu tun, was der Chef von ihm fordere oder ihm nahelege, überwinden könne.

Wir entwickeln eine Szene, in der er sich mit seinem Chef in eine der üblichen Auseinandersetzungen verstrickt, und übersetzen sie umgehend in eine körperliche Interaktion. Dadurch kommt es sehr schnell zu einem Kampf, den ich reguliere, indem ich ihn bitte, mit Worten und Kraft seiner Stimme auszudrücken, was er empfindet. Auf diese Weise entlädt sich eine Salve an wüsten Beschimpfungen, die mich, stellvertretend für seinen Chef, als Weichei, Schwächling und Versager und titulieren, der nicht den Mut habe, zu seinen Entscheidungen zu stehen und sich stattdessen lieber anbiedere.

Erstaunlich für uns beide ist, wie viel Verachtung auf diese Weise zutage tritt. Verachtung dafür, dass der Chef meinem Klienten immer wieder entgegenkommt und so häufig nachgibt. Wir beschließen, dass ich in der Rolle seines Chefs in eine unnachgiebige Variante umschwenke, indem ich sage bzw., um gegen ihn anzukommen, schreie: „Du tust, was ich dir sage!“, und ihn zugleich auf der körperlichen Ebene mit festem Griff halte. Nachdem sein Zorn noch einmal mit aller Intensität aufgeflammt war, ist er schnell den Tränen nahe. Wieder versuchen wir zu klären, wobei er feststellt, dass er sich gedemütigt fühlt, weil er zu schwach ist, um mich zu beherrschen. Er fühle sich als Versager, so wie sein Vater. Andererseits spüre er aber auch einen Schmerz, eine Traurigkeit, die sich im Verlauf des Gesprächs zu einer Sehnsucht wandelt.

Der Sehnsucht, von seinem Vater auf eine Weise festgehalten zu werden, die ihm garantiert, dass er ihn nicht im nächsten Moment fallen lässt. Im nächsten Schritt wiederholen wir die Sequenz mit dem Vorhaben, den Griff in eine Umarmung zu verwandeln, sobald er dazu bereit ist bzw. Schmerz und Sehnsucht spürbar werden.

Das folgende Geschehen erlebe ich sehr häufig: Obwohl mein Klient in aller Klarheit den Wunsch geäußert hat, dass sein Vater (der Chef hatte sich unmerklich mehr und mehr zum Vater verwandelt) ihn festhält, beginnt er, sich bei meinen Versuchen, dies umzusetzen, stark zu wehren. Wieder reflektieren wir das Geschehen. Er gibt mir die Rückmeldung, dass er sich vor seinem Vater ekle und sein Hass jetzt erst richtig durchkomme. Wir beschließen, diesen Gefühlen Raum zu geben, indem wir verstärkt mit seiner Stimme arbeiten (siehe 3.3). Erst als er vollkommen erschöpft ist, lässt er sich von mir im Sinne eines Bondings festhalten und beginnt alsbald, bitterlich zu weinen. Das Festhalten setzen wir um, indem wir uns halb sitzend, halb liegend auf dem Boden befinden (ich lehne an der Wand), wobei er mit seiner Brust auf meiner liegt und ich ihn mit meinen Armen fest umschlinge. Dies ist in der Tat vergleichbar mit einer Szene, in der ich meinen Sohn festhalte, der weint, weil er sich gestoßen hat.

Als ich ihn nach einer Weile frage, was er denn gerade erlebt, sagt er, dass er sich immer schon danach gesehnt hat, festgehalten zu werden, und dass ihn das Gefühl der Haltlosigkeit, das ihn schon ein Leben lang begleitet, auf diese Weise in ganzer Intensität überkommt. Gleichzeitig fühlt er sich jedoch beschämt. Da es eines der wesentlichen Ziele beim Bonding ist, zärtliche und liebevolle Gefühle zuzulassen, frage ich ihn, ob er bereit ist, seinem realen oder auch seinem inneren Vater etwas Liebevolles zu sagen. Er umarmt mich daraufhin noch fester und flüstert: „Ich liebe dich doch, du Arsch!“ Daraufhin müssen wir beide herzlich lachen. Nachdem der Tränenstrom versiegt ist, bleiben wir noch eine Weile so liegen, bis wir uns wieder gegenübersetzen, um das Geschehen zu reflektieren.

Mein Klient sagt, dass es ihm nun wie Schuppen von den Augen falle, da der eigentliche Grund für den ewigen Kampf mit seinem Chef wohl eher darin zu suchen ist, dass er sich danach sehne, ihm nah zu sein, ohne es zulassen zu können. Ihm werde klar, wie sehr er seinen Chef möge und wie viel Spaß es ihm mache, mit ihm zusammenzuarbeiten. Hausaufgabe ist es, darauf zu achten, wann der Wunsch nach Halt seinem Vater gilt und nicht seinem Chef. Außerdem will er zukünftig bei jeder Kritik seinem Chef gegenüber immer auch etwas Anerkennung aussprechen.

## 3.7 Selbstbewegungen

Günther Heisterkamp (1999) hat sich ausführlich mit dem Konzept der Selbstbewegungen beschäftigt. Die Intervention besteht im Wesentlichen darin, die Selbstbewegungen des Klienten in den Fokus der Aufmerksamkeit zu rücken. Diese Intervention lässt sich erweitern, indem der Klient gebeten wird, eine nur minimal stattfindende Selbstbewegung zu verstärken. Die Verschiebung von Wahrnehmung und Reflexion zum Ausdruck, d. h. zu einer energiegeladenen Ausdrucksbewegung oder -geste, bedeutet nicht, dass die beziehungsgestaltende Bedeutung im Vorfeld nicht ausreichend exploriert werden sollte.

Beispiele für Selbstbewegungen sind Berührungen im Gesicht, am Kinn; dazu gehört auch, den Kopf zu halten, den Kopf einzuziehen oder die Schultern hochzuziehen, die Hände auf den Bauch zu legen, die Arme über dem Bauch zu verschränken etc., aber auch Bewegungen, die bei Interaktionen auftreten, so z. B. das sanfte Hin- und Herschwingen bei einer Konfrontation, das minimale Zurückweichen bzw. Zurückziehen einzelner Körperteile und das Sich-an-sich-selbst-Festhalten. Kurz, als Selbstbewegungen sind sämtliche Bewegungen und in einem erweiterten Sinn auch die der Muskulatur (z. B. solche von Schultern, Nacken, Brust, Bauch) zu bezeichnen, die der Klient im Rahmen der therapeutischen Begegnung ausführt. Sie zu fokussieren und auf ihre beziehungsgestaltende Bedeutung hin zu reflektieren bzw. sie im Ausdruck zu verstärken kann zu einer wertvollen Ressource werden, die es erlaubt, das Beziehungsgeschehen zu verlebendigen.

**Beispiel**

Ein Ehepaar Mitte 30 kommt mit seinen beiden Kindern, zwei Söhnen im Alter von drei und fünf Jahren, in Therapie. Anlass sind die Schwierigkeiten, die der ältere der beiden Söhne in der Kita hat. Die Erzieherinnen klagen über das aggressive Verhalten des Fünfjährigen. Die Eltern berichten, dass es auch zu Hause immer wieder zu aggressivem Verhalten des Jungen kommt. Sie sind sich uneins bezüglich der Ursache für die Aggressionen. Die Mutter glaubt, Grund sei die Eifersucht auf den jüngeren Bruder bzw. die wenige Zeit, die sie ihrem älteren Sohn widmen kann. Sie glaubt, der Sohn brauche mehr Halt, Liebe und Geborgenheit, um sich gegenüber dem jüngeren Bruder nicht als benachteiligt zu erleben. Der Vater glaubt, es liege an den fehlenden Grenzen. Er selbst kann dem Jungen nicht so Grenzen setzen, wie er das für richtig hält, da seine Frau dies dann stets abmildert. Da er dadurch immer wieder als der Schuldige dastehe und für seinen Sohn zum Buhmann werde, habe er das aufgegeben.

Nachdem wir uns in den bisherigen Stunden unterschiedlichen Themen gewidmet hatten, wollen wir in dieser Stunde die Grenzerfahrungen des Mannes in seiner Herkunftsfamilie reflektieren. Er selbst ist von seiner Mutter immer wieder in Schutz genommen worden, da der Vater in seinem Bemühen, ihm Grenzen zu setzen, meist über die Stränge schlug. Er ist sich bewusst, dass er sich davor fürchtet, seinem Sohn in aller Konsequenz Grenzen zu setzen, weil er Angst hat, ihn dadurch zu verlieren, so wie sein Vater ihn verloren hat. In den vorherigen Stunden haben wir bereits erarbeitet, dass Liebe und Grenzen nur dann vom Sohn angenommen werden können, wenn sie von beiden Eltern gleichermaßen ausgehen. Sind sich die Eltern kontinuierlich uneins, gerät der Sohn in einen Loyalitätskonflikt (siehe 1.4), der eventuell zu seiner Anspannung bzw. Aggressivität beiträgt.

Um uns der emotionalen Erfahrung zu nähern, modellieren wir eine Szene, in der ich die Rolle seines Vaters, seine Frau die Rolle seiner Mutter übernimmt. Meine Rolle als Vater besteht darin, den Sohn (den Klienten) an den Schultern zu halten, ihn anzuschauen und ihm zu sagen, dass ich *das* nicht möchte; *was* ich nicht möchte, haben wir offengelassen. Mein Satz lautet: „Ich möchte nicht, dass du das tust!“ Die Rolle seiner Frau als Mutter besteht darin, dazwischenzugehen und den Sohn zu sich zu nehmen. Nach dem ersten Durchgang gebe ich die Rückmeldung, wie aggressiv mich das Verhalten der Mutter macht, da ich das Gefühl bekomme, meine Frau halte zu meinem Sohn statt zu mir. Bevor wir die Sequenz fortsetzen, spielen wir das Geschehen in vertauschten Rollen durch. Er übernimmt dabei meine Rolle als sein Vater, ich übernehme seine Rolle als Sohn. Jetzt wird ihm deutlich, wie sehr sich das Erleben von ihm als Vater und in der Rolle seines Vaters gleicht. Dann beschließen wir, die Sequenz in der ursprünglichen Rollenverteilung zu wiederholen, wobei ich diesmal mehr Aggressivität in meine Stimme lege. Unwillkürlich hebt der Mann die Schultern und spannt die Armmuskulatur an. Ich frage, ob er das bemerkt hat. Er verneint, stimmt meinem Eindruck aber zu. Wir stellen fest, dass ihn meine Aggressivität angriffslustig macht, er aber nicht den Mut hat, dies verbal auszudrücken. Würde er die Anspannung seiner Schultern in Worte übersetzen, könnten sie lauten: „Ich werde nicht tun, was du willst!“

Noch einmal wiederholen wir die Sequenz, diesmal mit der Absicht, die Anspannung in Armen und Schultern, d. h. seine

Selbstbewegung, zu einer Bewegung werden zu lassen und in Worten auszudrücken. Kurz nachdem ich ihn angehe, macht er sich von meinem Griff um seine Schultern frei und sagt: „Es ist mir egal, was du willst! Ich mach, was ich will!" Ich bestehe auf meiner Forderung, er ebenfalls auf seiner. Irgendwann steigert sich unser Schlagabtausch in ein „Ich mach's nicht!" und ein „Du machst das!", um schließlich in einem „Nein!", „Doch!", „Nein!", „Doch!" zu münden. Am Ende müssen wir beide lachen. In der Reflexion stellen wir fest, wie gut es getan hat, sich zu streiten, und wie viel Kontakt uns das geschenkt hat. Auch die Mutter stellt erleichtert fest, dass es ihr damit sehr gut geht. Sie ist froh und dabei stolz auf sich, nicht eingegriffen zu haben.

Es fällt uns nicht schwer, das Geschehen auf die familiäre Situation zu übertragen. Hausaufgabe für den Vater ist es, sich mit seinem Sohn zu streiten und die Auseinandersetzung aufrechtzuerhalten, ohne zu laut zu werden, auszuweichen oder abzubrechen, indem er z. B. mit einer finalen Forderung den Raum verlässt. Er soll lediglich, wenn auch mit Intensität, bei seiner Forderung bleiben. Die Mutter kann dem Streit beiwohnen oder nicht, muss aber, sollte sie vom Sohn um Unterstützung gebeten werden, ihn zum Vater zurückschicken und ihm deutlich zu verstehen geben, dass sie die Meinung des Vaters unterstützt.

## 3.8 Modellszenen

Die Idee, verschiedene Szenen im Modell zwischen Therapeut und Klient körper- oder/und interaktionsorientiert nachzubilden, wurde von Tilmann Moser (2001) ausführlich beschrieben. Der Fokus liegt dabei weniger auf dem individuellen Spiel, wie z. B. im Psychodrama, als mehr auf der den Körper integrierenden Interaktion, d. h. den Verkörperungen des zwischenmenschlichen Geschehens. Nachgebildet werden minimale psychische Momente in Form von kleineren Interaktionen, bis hin zu umfassenderen Szenen. Die körperorientiert-szenische Umsetzung hat dabei das Ziel, aktuelles Geschehen auf seine vielseitigen Auswirkungen hin zu reflektieren und den Körper in seinem ihm innewohnenden Lösungspotenzial zu nutzen. Interaktionspartner können dabei Partner und Familienmitglieder untereinander sein, aber auch Therapeut und Klient.

Die Überlagerung von aktuellen und Kindheitserfahrungen, die auf diese Weise sichtbar wird, kann man nutzen, um einen Unterschied herauszuarbeiten. Einen Unterschied zwischen dem, was zu dem aktuellen Thema in der Herkunftsfamilie gelernt wurde und heute als Ressource genutzt werden kann, und dem, was als alte Lösung im neuen Kontext nicht mehr sinnvoll erscheint bzw. durch eine lösende Interaktion ersetzt werden kann. Schließlich kann danach gesucht werden, was der aktuelle Kontext an Entwicklungsmöglichkeiten bereithält.

**Beispiel**

Eine Klientin, Ende 30, kommt im Rahmen einer Paartherapie mit ihrem Mann in eine Einzelstunde, weil sie an der Beziehung zu ihrer Mutter arbeiten möchte. Sie fühle sich von ihrer Mutter, die Anfang 70 ist, immer wieder bevormundet und kleingemacht, habe jedoch den Eindruck, dass es sich dabei um alte Gefühle handle. Da sie unter ihrer eigenen Aggressivität, die sich im Zuge dieser Empfindungen bei ihr einstellt, leide und sich eine friedliche Beziehung zu ihrer Mutter wünsche, möchte sie einen konstruktiveren Umgang mit diesen Gefühlen finden.

In der Reflexion stellen wir fest, dass unter den Gefühlen, bevormundet und kleingemacht zu werden, ein Gefühl der Hilflosigkeit liegt. Mehr noch eine Sehnsucht nach Halt. Die Klientin berichtet, dass sie als kleines Mädchen von ihrer Mutter sehr streng erzogen worden sei. Sie habe nicht weinen dürfen, und immer wieder sei von ihr gefordert worden, dass sie sich zusammenreißen möge. Die Klientin entdeckt, dass sich ihre Aggressionen eigentlich gegen die Doktrin der Mutter richten, sich zusammenzunehmen. Dennoch ist uns beiden klar, dass diese frühkindlichen Gefühle in der heutigen Beziehung zur Mutter keinen Platz mehr haben.

Wir beschließen, diesen frühen Gefühlen der Hilflosigkeit im Kontakt mit der Mutter Raum zu geben. Als Szene hat die Klientin eine Nacht in Erinnerung, in der sie Albträume hatte, weinend an das Bett der Mutter gelaufen kam und von ihr umgehend und sehr schroff zurück in ihr eigenes Bett gesteckt wurde. Daraufhin habe sie große Angst gehabt, weil sie in der Dunkelheit ihres Zimmers und bei geschlossener Zimmertüre ihren angsterfüllten Fantasien schutzlos ausgeliefert war. Die Klientin bildet diese Szene nach, indem sie mich, stellvertretend für ihre Mutter, bittet, beide Hände auszustrecken, um jeden Versuch von ihr, mit mir körperlichen Kontakt aufzunehmen bzw. bei mir Schutz zu suchen, abzuwehren. Dabei soll ich schroff sagen: „Geh zurück ins Bett!“

Wir beginnen die Interaktion, indem ich mich auf den Boden setze und die Klientin auf mich zugelaufen kommt. Ich hebe abwehrend die Hände, woraufhin sie in sich zusammensackt, den Kopf hängen lässt und sich, vor mir sitzend, nicht mehr rührt. Ich frage nach, was passiert. Sie gibt mir die Rückmeldung, dass sie sich ohnmächtig und traurig fühlt, aber auch eine große Wut im Bauch hat. Ich bitte sie, die Sequenz zu wiederholen, diesmal aber zu versuchen, durch die Abwehr meiner Hände hindurchzugelangen. Wieder kommt sie auf mich zu, wieder hebe ich die Hände, aber diesmal entspinnt sich schnell ein Kampf, bei dem ich immer wieder sage: „Geh ins Bett. Lass mich schlafen. Es ist nichts. Du bildest dir das bloß ein!“ Woraufhin sie mit derselben Intensität reagiert: „Ich will aber nicht. Ich habe Angst.“ Und dann: „Ich hasse dich!“ Diese letzte Äußerung begleitet sie mit einem „Wegwerfen“ der

Hände in meine Richtung, woraufhin sie wieder zusammensackt und die Sequenz beendet.

Wieder frage ich nach, was passiert ist. Sie beschreibt, dass sie mit der Äußerung ihrer Wut den Mut verloren hat, weiterhin um ihren Platz bei mir zu kämpfen. Ich lade sie dazu ein, es noch einmal mithilfe ihrer Atmung zu versuchen (Verbundatmung) und diesmal sowohl das „Ich hasse dich!" in seiner ganzen Intensität zuzulassen als auch mit mir zu kämpfen (Spannung verstärken). Insbesondere die Hände hätten mit dieser letzten wegwerfenden Geste auf mich den Eindruck gemacht, als wollten sie mich abwehren, was sie bestätigt (Selbstbewegungen). Wieder kommt sie zu mir, drückt und schiebt mich mit ihren Händen weg, und wieder wehre ich sie ab. Diesmal sind wir sehr schnell an dem Punkt, an dem sie mich laut anschreit: „Ich hasse dich!", und zugleich mit mir einen Kampf um Nähe und Distanz austrägt, dem ich standzuhalten versuche (Begrenzen). Ich lade sie immer wieder ein, lauter zu werden, bis ihre Stimme das ganze Maß ihrer Kraft enthält (Schreien). Nachdem die Tränen der Wut gewichen sind und sich auch diese erschöpft hat, halte ich sie für eine ganze Weile fest (Bonding). Sie liegt dabei vollkommen entspannt und zu einer Kugel zusammengerollt in meinem Schoß. Nach fünf bis zehn Minuten lösen wir die Szene auf. Die Klientin berichtet, wie wundervoll es gewesen sei, sich diese Wut gegenüber ihrer Mutter zu erlauben. Das habe sie in ihrer Kindheit nie gedurft. Sie könne nach dieser Erfahrung auch viel besser verstehen, warum diese alten Aggressionen in der heutigen Begegnung mit ihrer Mutter immer wieder an die Türe klopfen, um endlich erlöst zu werden. Und sie freut sich, dass sie jetzt einmal die Chance gehabt hat, ihren Gefühlen Raum zu geben, und zwar dort, wo sie hingehören: in die *frühe* und nicht in die *heutige* Beziehung zu ihrer Mutter.

Als Hausaufgabe vereinbaren wir, dass sie ein Foto von einem wild schreienden Mädchen aus dem Internet heraussucht und es sich in die Küche an den Kühlschrank hängt. Wann immer sie in der Begegnung mit ihrer Mutter ihre Aggressionen spürt, möchte sie sich an das Bild erinnern und ihrer Kinderseele zu verstehen geben: „Du kannst schreien, aggressiv und laut sein, und ich werde dich dafür lieben!"

## 3.9 Übergang vom Reden zum Erleben

Es ist nicht immer leicht, den Übergang vom Gespräch zur Integration des Körpers in den therapeutischen Prozess zu gestalten. Manchmal hängt man regelrecht im Gespräch fest und denkt kontinuierlich darüber nach, wie oder was man anders machen könnte. Möchte man den Übergang zum Erleben mithilfe einer körperorientierten Intervention gestalten, findet jedoch keinen organischen Einstieg, bieten sich drei Brücken aufgrund ihrer Einfachheit besonders an.

### Hinlegen

Die einfachste Möglichkeit, mithilfe des Körpers vom Reden ins Erleben zu kommen, besteht darin, den Klienten zu bitten, sich hinzulegen und die Atmung leicht zu verstärken, d. h., bewusst ein wenig mehr ein- und auszuatmen (siehe 3.1). Diese Intervention eignet sich deswegen so gut dafür, das Erleben zu vertiefen, weil sie ohne viel Unsicherheit aufseiten des Klienten umgesetzt werden kann. Sich hinzulegen, die Augen zu schließen, seine Atmung leicht zu verstärken und mit dem Thema der Stunde in Kontakt zu kommen ist nahezu für jeden Klienten möglich. Recht schnell finden sich Möglichkeiten, von dieser Ausgangssituation aus körper-, erlebnis- und ausdrucksorientiert weiterzuarbeiten.

### Lokalisieren

Eine zweite, ebenso einfache Möglichkeit besteht in der Frage: „Wo spürst du das in deinem Körper?" Diese Frage erzeugt in der Regel wenig Angst und wird gerne angenommen. Schon allein die Fokussierung auf die körperlichen Regionen, die auf die angesprochenen Inhalte reagieren oder dem Erleben zugeordnet werden, erzeugt einen veränderten Zugang zum Thema. Wenn sich der Klient z. B. auf die Schultern (die die Last tragen), die Brust (die sich vor Angst zusammenschnürt), den Bauch (der sich vor Wut verkrampft), die Knie (die vor Schreck weich werden) fokussiert, tritt das Erleben unweigerlich in den Vordergrund. Es kann vertieft werden, indem der Klient gebeten wird, sich selbst an der betreffenden Körperstelle zu berühren und dabei bewusst zu atmen (vgl. auch 3.4). Auch von hier aus finden sich viele verschiedene Möglichkeiten, erlebnis-, handlungs- oder/und interaktionsorientiert fortzufahren.

**Interaktion**

Eine dritte Möglichkeit, die mit einer niedrigen Schwellenangst einhergeht, besteht in der Aufforderung: „Zeigen Sie mir das doch mal!" Hier wird der Klient gebeten, als Interaktion darzustellen, was er im Gespräch beschrieben hat. Der Fokus liegt dabei auf einer Interaktion oder einer Choreografie – im Unterschied zu einem Standbild, wie es aus der Familienskulptur bekannt ist. Die Bitte lautet daher: „Drücken Sie das in einer Handlung aus, die Ihren Partner (bzw. die für den Problemkontext relevante Bezugsperson oder den entsprechenden Persönlichkeitsanteil) mit einbezieht." Der Unterschied zur Skulptur, auch einer Form, in der die Eigendynamik des Klienten angeregt wird, ist insofern von Bedeutung, als sich Interaktionen nicht so schnell erschöpfen. Die Chance beim Einsatz der Skulptur ist groß, dass das Geschehen von unterschiedlichen Standpunkten aus lediglich *reflektiert* wird. Das Ziel körperorientierter Interventionen besteht jedoch nicht in der Anregung zu einer multizentrischen Betrachtung des Geschehens (siehe z. B. 1.1), sondern im Transfer des Reflektierten in das Erleben, d. h. in der Erlebnisintensivierung. Dies gelingt durch die Anregung zu einem interaktiven Ausdruck in der Regel leichter (siehe auch 8), da Interaktionen, also etwas, das wir gemeinsam tun, das Erleben schnell aktivieren und für die Dauer des Geschehens aufrechterhalten.

# 4 Integration des Körpers in die systemische Praxis

## 4.1 Einführung

Zuerst ist es ermutigend, dann aber auch relativierend, die Feststellung zu treffen, dass die theoretischen Konstrukte und die aus ihnen resultierenden Methoden, die ich zur Integration des Körpers in die systemische Praxis verwende, leicht zu handhaben sind. Im Wesentlichen tue ich nichts anderes, als mit meinen Klienten neben einer verbalen auch eine körperliche Ebene der Interaktion zu kreieren. Wir versuchen dabei, das, was wir auf der verbalen Ebene verstanden haben, emotional nachzuvollziehen, indem wir den Körper nutzen, um mit Gefühlen, auch tieferen emotionalen Schichten Kontakt aufzunehmen. Dabei machen wir auf der methodischen Ebene nicht viel mehr als ein Paar, das miteinander tanzt; mit dem Unterschied, dass wir eine Choreografie der Seele vollziehen. Wir lassen unseren Tanz nicht durch festgelegte Tanzschritte leiten, sondern erlauben der Psyche durch Interaktionen, durch Handlungen, die wir aufeinander bezogen vollziehen, auszudrücken, was sie bewegt.

Ich möchte drei ganz einfache Beispiele geben. Diese Beispiele entsprechen nicht dem Geschehen im Therapieraum, reichen jedoch aus, um in Kürze darzulegen, wie der verbale Dialog in einen verkörperten Dialog umgesetzt werden kann. Ein Klient schildert, dass ihm, sobald er nach Hause kommt, seine Frau im Nacken sitzt. Eine Möglichkeit zur Verkörperung dieser Beschreibung besteht darin, dass ich mich dem Klienten „in den Nacken" setze. Eine Klientin erlebt ihren Sohn als so aggressiv wie einen bissigen Hund, der ständig um sie herumrennt und sie von allen Seiten her angreift. Hier kann ich mich sehr schnell um die Klientin herumbewegen und sie immer wieder zwicken. Ein junger Mann beschreibt sich selbst als gelähmt und vollkommen unfähig, eine anstehende Entscheidung zu treffen. Eine Möglichkeit, diese Lähmung auszudrücken, besteht darin, den Klienten so fest in eine Decke einzurollen, dass er sich nicht mehr bewegen kann. Die Möglichkeiten, mit derlei Verkörperungen therapeutisch umzugehen, sind mannigfaltig. Im Folgenden möchte ich einige Aspekte aufzeigen.

### 4.1.1 Energetisches Niveau

Ein entscheidender Schritt bei der Integration des Körpers in das therapeutische Geschehen ist es, das energetische Niveau zu erhöhen. In der systemischen Therapie versuchen wir, einen Perspektivenwechsel zu ermöglichen, indem wir die eine – einzige – egozentrische Beschreibung der Problemwirklichkeit durch verschiedene alternative Perspektiven ergänzen. Hier bieten sich die zirkuläre, strukturelle, strategische, mehrgenerationale, narrative und weitere Perspektiven dafür an, eine multizentrische Wirklichkeitsbeschreibung zu erzeugen. Dabei kann der Klient diesen oder jenen Fokus wählen. Dieser Perspektivenwechsel geht immer mit Verunsicherung und Irritation einher, also einer Krise, bei der die eine – einzige – Wirklichkeit, die den Klienten bisher treu begleitet hat, durch verschiedene alternative Wirklichkeitsbeschreibungen ergänzt wird. Um dies zu erreichen, müssen wir unseren Klienten immer auch Angebote machen, die zu erst einmal verstörend wirken, letztendlich jedoch eine größere Wahlfreiheit ermöglichen.

Dies tun wir auf der körperlichen, d. h. interaktionellen Ebene. Wir bieten unseren Klienten emotionale Erfahrungen an, die die einzige bisher gültige, problematische Interaktionsform ergänzen. Gefühle sind immer auch ein energetisches Geschehen, ein mehr oder weniger energievoller Ausdruck. Weil Gefühle das energetische Niveau alltäglicher Interaktionen anheben, können sie die Aufmerksamkeit sehr schnell binden. Man spürt, es geschieht etwas. Damit also die verkörperten Beschreibungen der Klienten zu Interaktionen führen, die eine emotionale Erfahrung beinhalten, welche die Problemwirklichkeit ergänzen oder ersetzen, müssen wir das energetische Niveau der Verkörperung, d. h. der Interaktion, anheben. Was bedeutet das konkret?

Setze ich mich lediglich unter der Regie meines Klienten auf seine Schultern, zwicke ich lediglich meinen Klienten von allen Seiten oder rolle ich ihn in eine Decke, passiert wahrscheinlich nichts weiter, als dass wir beide herzhaft lachen müssen. Auch das ist ein schönes Therapieziel und sollte nie aus den Augen verloren werden.

Das eigentliche Ziel ist jedoch ein anderes. Wir wollen versuchen, den Körper als eine hilfreiche Ressource bei der Suche nach Lösungen bzw. Lösungsmustern, lösenden Mustern, und das bedeutet hier: lösenden Interaktionen zu nutzen. Damit dies geschehen kann, müssen wir das energetische Niveau anheben, sodass neue, unbekannte oder auch im positiven Sinne verstörende Erfahrungen (hier: die Problemwirklichkeit verstörende) gemacht werden können. Ohne Anhebung des Energieniveaus vollzieht sich lediglich jene Interaktion bzw. emotionale Erfahrung, die der bisherigen Problemwirklichkeit entspricht. Auf der verbalen Ebene wäre dies mit Gesprächsangeboten vergleichbar, die in der Problemwirklichkeit des Klienten verharren, ohne dass sie durch alternative Realitätskonstruktionen ergänzt bzw. irritiert würden.

Was auf der verbalen Ebene die positive Irritation durch eine veränderte Sicht der Dinge ist, ist auf der körperlich-emotionalen Ebene die positive Irritation durch eine neue emotionale Erfahrung. Eine emotionale Erfahrung wird als „neu“ erlebt, wenn sie innerhalb des als problematisch beschriebenen Kontextes noch nicht gemacht oder aber in dieser Intensität noch nicht erlebt werden konnte. Damit die Erfahrung von

Wut, Trauer, Angst, Lust, Liebe, Scham etc. in dem relevanten Kontext gemacht werden und auf diesem Weg zur Lösung, zur Realisation des Lösungsmusters, zur lösenden Interaktion beitragen kann, müssen wir die Energie im System erhöhen.

Im Übrigen ist diese Trennung in eine verbale, emotionale und körperliche Ebene neurophysiologisch nicht möglich, da diese Ebenen im Gehirn ein sich wechselseitig bedingendes Netzwerk darstellen (vgl. Hüther 2006). Aber Theorien müssen sich letztendlich der Vereinfachung bedienen, damit sie Informationen erzeugen können, die einen Unterschied kreieren, d. h. einen Unterschied, der einen Unterschied macht und sich auf diese Weise als nützlich erweist. So wie durch eine unbekannte verbale Beschreibung dem System – sei dies ein System von inneren Anteilen, ein Paarsystem, ein Familiensystem oder ein System aus relevanten Bezugspersonen – auf einer gedanklichen Ebene Energie zugeführt wird, kann dies auch auf der interaktionellen Ebene geschehen.

Wie kann das konkret aussehen? Ich verwende drei Wege, um das energetische Niveau von Interaktionen zu erhöhen: Atmung, Kraft und Stimme. Das bedeutet, dass ich den jungen Mann, der fest in die Decke eingerollt ist, bitten werde, seine Atmung zu intensivieren. Nicht einfach nur für ein paar Atemzüge, sondern für den gesamten Zeitraum, in dem wir versuchen, auf der körperlich-emotionalen Ebene eine Lösung für seinen Zustand der Lähmung zu finden. Dem Klienten, dem ich als seine Frau im Nacken sitze, werde ich bitten zu versuchen, sich aufzurichten. Die Klientin, die ich von allen Seiten zwicke, könnte ich bitten, mich kraft ihrer Stimme zu begrenzen. Intensiv zu atmen, sich über das erlaubte Maß energetisch zu verlebendigen oder seine Stimme in einer selten genutzten Intensität zu gebrauchen impliziert emotionale Erfahrungen, die häufig als befreiend, bereichernd, unterstützend und im positiven Sinne schockierend erlebt werden. Befreiend, weil dem Klienten die Erfahrung ermöglicht wird, dass er auch in einer bisher als ausweglos erlebten Situation über Gestaltungsmöglichkeiten verfügt. Gestaltungsmöglichkeiten, von denen er im besten Fall wusste, dass sie zwar vorhanden, aber momentan, d. h. in diesem spezifischen Kontext, nicht zugänglich waren. Von denen er jedoch im ungünstigsten Fall geglaubt hat, dass sie ihm nicht mehr zur Verfügung stehen.

Meine Erfahrung ist aber, dass diese emotionalen Erkenntnisse der Selbstgestaltungskompetenzen in den seltensten Fällen zu einem automatischen Transfer in den Beziehungsalltag führen. Dieser Transfer muss ebenso intensiv begleitet werden wie der Erkenntnisprozess bezüglich der Handlungsmöglichkeiten, auch unter Einbindung der Bezugspersonen. In den 70er Jahren ging das Feld der Körperpsychotherapie davon aus, dass die Verlebendigung im Therapieraum ohne Weiteres innerhalb der relevanten Problemkontexte zu einer „Befreiung" von der Problemtrance führen würde. Heute weiß man, dass Kompetenzen und Kompetenzerleben kontextabhängig sind, d. h. in der einen Situation vollständig zur Verfügung stehen können, während in einer anderen Situation der Zugriff unmöglich erscheint.

### 4.1.2 Kontextbezug

Keinesfalls jedoch können Emotionen lediglich entladen werden. Dies erscheint aus heutiger Sicht wenig sinnvoll. Gefühle gehören vielmehr in die Begegnung mit den entsprechenden Bezugspersonen und in die relevanten Problemkontexte integriert und nicht im Therapieraum entladen. Das bedeutet, dass sie in den Kontexten verlebendigt und als Schlüssel für Wachstum, Entwicklung und Veränderung genutzt werden können, in denen sie entstanden sind. Das sicherlich längst überholte Modell des emotionalen Abreagierens ist in einer kontextlosen und von den relevanten Interaktionspartnern befreiten Form wenig nützlich. Ziel ist daher nicht die generalisierte Förderung des emotionalen Ausdrucks. Der emotionale Ausdruck als solcher kann eine wohltuende Erfahrung sein, kann aber auch zu einer Verstärkung und Verhärtung der Problemwirklichkeit führen.

Dies erschließt sich, wenn man bedenkt, dass sich ein und dieselbe Person in einem Kontext als gehemmt und schüchtern erlebt, in einem anderen jedoch als lebendig und kontaktfreudig. Inzwischen wissen wir, dass der Mensch nicht losgelöst von seinen relevanten Bezugspersonen denkt, fühlt und handelt, sondern in hohem Maße kontextabhängig seine Kompetenzen bzw. Inkompetenzen entfaltet. Das bedeutet, dass derselbe Klient, der in der Therapiestunde schreiend auf den Therapeuten losgegangen ist, durchaus stumm und gelähmt vor seiner Frau stehen kann.

Dieses inzwischen nicht nur in der systemischen Praxis gut integrierte Wissen sollte dazu führen, dass die Förderung von und Forderung nach einer Intensivierung des Erlebens und der Integration des Körpers in den therapeutischen Prozess im relevanten Kontext und unter Einbeziehung der relevanten Bezugspersonen geschieht. Die Förderung des emotionalen Erlebens unter Einbeziehung des Körpers erhält in einer systemischen Therapie erst dann ihren Wert, wenn der Transfer in den Beziehungsalltag erfolgt ist. Man muss jedoch erwähnen, dass es immer wieder Klienten gelingt, auch ohne Kontextbezug entscheidende Schritte der Veränderung zu bewerkstelligen; d. h., dass die neue, einmalige Erfahrung im Therapieraum ausreichend sein kann, um aus ihr neue Einstellungen zu gewinnen und sie im Alltag umzusetzen. Da dies jedoch eher eine Ausnahme darstellt, möchte ich davon für den Regelfall nicht ausgehen.

### 4.1.3 Situation

Zu Beginn einer Stunde schildert der Klient in der Regel sein Anliegen. Im systemischen Sinn ist der Kontext, innerhalb dessen sich der Klient zum Zeitpunkt seiner Problemtrance befindet, von großer Bedeutung. Ich gehe davon aus, dass der Klient nicht im generalisierten Sinne inkompetent ist, wie dies z. B. die Diagnose einer Depression nahelegt. Ich glaube vielmehr, dass ihm in einem spezifischen Kontext der Zugriff auf seine Ressourcen nicht möglich ist; Ressourcen, die bereits vorhanden sind oder es einmal waren, zu denen er in diesem Kontext jedoch kein Kontakt aufnehmen kann. Als Kontext bezeichne ich hier eine bestimmte Situation, wiederkehrende Umstände, d. h. innere und äußere Rahmenbedingungen. Auf diese Situation reagiert der Klient mit einer Fokussierung seiner Aufmerksamkeit, die sich sehr stark auf das Problemerleben konzentriert. Wie ein Scheinwerfer beleuchtet das Bewusstsein dabei lediglich die problembezogenen Gedanken, Gefühle und Handlungsimpulse, ohne jene Ressourcen zu nutzen, die eine erfolgreiche Problembewältigung ermöglichen.

Die Fokussierung auf eine spezifische Situation erlaubt es, deutlich zu machen, dass dem Klienten der Zugriff auf seine Kompetenzen nur in dieser Situation verloren gegangen ist. Außerdem wird dadurch eine spezifische Antwort im Sinne eines Lösungsmusters möglich. Das Erleben der Selbstgestaltungskompetenz kann sich so auf eine konkrete Situation beziehen und daher leichter zugänglich gemacht werden. Nachdem der Klient sein Anliegen geschildert hat, werde ich ihn daher bitten, mir eine konkrete Situation zu nennen, in der er diesen Verlust an Gestaltungsmöglichkeiten, seine Ohnmacht und Inkompetenz am deutlichsten erfahren hat bzw. wiederholt erfährt. Diese konkrete Situation kann im Hier und Jetzt, in der nahen Vergangenheit sowie in weit zurückliegenden Erlebnissen, die die Jugend, Kindheit und frühe Kindheit einschließen, gesucht werden.

#### 4.1.4 Imagination

Sobald der Klient meint, ein entsprechendes Erlebnis bzw. eine entsprechende Situation gefunden zu haben, bitte ich ihn, mit mir auf eine kleine erlebnisintensivierende Reise zu gehen. Stimmt er dem zu, bitte ich ihn, die Augen zu schließen und sich in die Situation hineinzubegeben, indem er sich z. B. folgende und weitere Gegebenheiten vorstellt (anbei nur eine Auswahl an Möglichkeiten):

1) atmosphärische Marker
   - Licht
   - Geruch
   - Raumgefühl
2) Gegenstände
   - Tisch
   - Stuhl
   - Bett
   - Schreibtischutensilien
   - Spielsachen
3) Umgebung
   - Räume
   - Bäume
   - Wiese
   - Wald
   - Straße
4) anwesende oder in der Situation emotional präsente Personen (die nicht anwesend sein müssen)
   - Augen
   - Blick
   - Stimme
   - Haare
   - Kleidung
   - Berührungen
5) die eigene Person in der Situation
   - erlebtes Alter
   - Größe

- Kleidung (Pullover, T-Shirt, Rock, Hose, Schuhe)
- Haare/Frisur
- Hände, Beine, Körpererleben.

Ich bin mir bewusst, dass sich durch die Imagination dieser oder/und ähnlicher Gegebenheiten eine Regression in das Problemerleben oder/und das traumatische Erleben ergeben kann. Ich riskiere dies nicht nur, sondern fördere es bewusst. Den einseitigen Fokus auf Ressourcen, Lösungserleben und Kompetenzen erlebe ich ebenso als verkürzt wie den einseitigen Fokus auf Problemerleben und die Konfrontation mit dem Trauma. Ich denke, es kommt auf ein gelungenes Sowohl-als-auch an. Das bedeutet, dass beides notwendig ist, d. h., dass *während* der Konfrontation mit dem Trauma der Fokus auf die Selbstgestaltungskompetenz gelegt werden sollte. Ich bin mir dabei der unterschiedlichen Positionen innerhalb der Psychotherapie, was den Umgang mit Traumatisierungen betrifft, sehr bewusst und möchte im Folgenden dazu kurz Stellung beziehen.

### 4.1.5 Lösungsorientierung versus Traumakonfrontation

Stark vereinfacht, kann man in der Psychotherapie zwei gegensätzlichen Pole beschreiben, wobei sich grundsätzlich die Frage stellt, inwiefern dies Gegensätze sein müssen. An dem einen Pol verorten sich Theorien, die davon ausgehen, dass die (Lebens-) Energie, die der Mensch benötigt, um ein überforderndes Ereignis abzuspalten und in einer Kapsel im Unterbewusstsein zu vergraben, freigesetzt werden muss, damit sie dem Menschen für die Gestaltung seiner Entwicklung zur Verfügung steht. Dazu ist es notwendig, dass er mit dem Ereignis, welches ihn überfordert hat und das in der Folge nicht verarbeitet werden konnte, konfrontiert wird. Dies mit dem Ziel, es heute, aufgrund der veränderten psychischen Voraussetzungen, verarbeiten zu können. Gelingt es dem Klienten, in der Konfrontation mit den überfordernden Umständen auf seine Kompetenzen zuzugreifen und die Situation aktiv zu gestalten, kann die Erfahrung von Ohnmacht und Hilflosigkeit durch das Erleben von Handlungsspielraum und Kompetenzerleben ersetzt werden. Die alte Gedächtnisspur, die durch ähnliche Situationen das Erleben von Ohnmacht bzw. Angst auslösen konnte, wird auf diese Weise durch die Erfahrung der Selbstgestaltungskompetenz überschrieben. Die (Lebens-)Energie, die bisher zur Vermeidung solcher Situationen bzw. zur Abspaltung der auslösenden Momente verwendet wurde, steht in der Folge der Lebensgestaltung wieder zur Verfügung. Theorien, die sich an diesem Pol verorten, fordern die Konfrontation mit dem traumatischen Ereignis bzw. der überfordernden Zeitspanne, innerhalb deren die Entwicklung blockiert worden ist, mit dem Ziel, sie nachzuholen. Um es kurz zu sagen: Man konzentriert sich auf die Heilung des kranken Beines.

An dem anderen Pol verorten sich Theorien, die davon ausgehen, dass der Fokus auf das Problem durch den Fokus auf die Lösung ersetzt werden sollte. Angenommen – ich greife hier einen Gedanken aus Abschnitt 1.3 wieder auf – das Ziel wäre es, mit dem Auto nach Italien zu fahren. Und angenommen, dieses Ziel wurde bisher immer wieder verfehlt; man ist immer wieder in Holland, Schweden, Norwegen oder Dänemark angekommen. Welchen Sinn würde es nun haben, sich mit diesen Fehlversuchen zu beschäftigen? Wir wüssten dann zwar, warum wir stets im Norden angekommen sind. Eine Idee, wie wir in den Süden kommen, hätten wir dadurch nicht. Statt der Suche nach den Ursachen ist es also vonnöten, eine Landkarte aufzuschlagen und sich so konkret wie möglich mit dem Weg zu beschäftigen, der nach Italien führt, d. h. hier dem Lösungsweg oder Lösungsmuster. Indem wir uns mit dem befassen, was uns ans Ziel bringt, entwickeln wir auf der Bewusstseinsebene eine Landkarte, die uns den Weg weisen kann und die uns auf der unbewussten Ebene in die gewünschte Richtung fokussiert, die gewünschte Richtung des Lösungserlebens, des

Lösungsweges und all dessen, was dazu dienlich ist. Um es kurz zu sagen: Man beschäftigt sich hier mit dem gesunden Bein.

Da Theorien nie die ganze Wirklichkeit erfassen können, bleibt einem nur, statt des Entweder-oder ein Sowohl-als-auch zu praktizieren. Die Wahrheit liegt ja bekanntlich irgendwo in der Mitte, wobei diese nicht näher zu verorten ist. Das bedeutet hier, eine Konfrontation mit dem Trauma zu fördern, *währenddessen* die Selbstgestaltungskompetenz, d. h. das Lösungserleben, gestärkt wird. Dieses zeitgleiche Fokussieren der belastenden oder auch als traumatisch erlebten Situation(en) und der Selbstgestaltungskompetenzen halte ich persönlich für den sinnvollsten Weg. Das bedeutet weder eine zu einseitige, möglicherweise als psychodynamisch zu bezeichnende Auseinandersetzung mit den schmerzlichen Aspekten noch eine möglicherweise als lösungsorientiert zu bezeichnende Auseinandersetzung mit den ressourcenorientierten Aspekten. Ob das Zulassen schmerzlicher Gefühle zu einer Lösung führen kann oder das Fokussieren von Ressourcen zu schmerzlichen Gefühlen, lässt sich kaum sagen. In der Praxis wird es um eine sensible Balance im Umgang mit beiden Polen gehen (Schmerz- und Lösungserleben), wenn sich diese überhaupt als Gegensätze konstruieren lassen. Jegliche Polarisierung oder Polemisierung, wie sie durch den Traumabegriff schnell ausgelöst werden kann, ist meiner Erfahrung nach wenig nützlich. Im systemischen Sinne wird es um ein Sowohl-als-auch gehen, d. h. um eine Konfrontation mit dem traumatischen Erleben *und* dem Kompetenzerleben.

### 4.1.6 Interaktion

Ziel der Imagination einer Situation, in der das Problemerleben auftritt, ist es, den Problemkontext so lebendig wie möglich werden zu lassen. Einstellungen sind die Grundlage für unser Fühlen, Denken und Handeln. Und Einstellungen, so die Neurowissenschaften, lassen sich nicht belehren. Einstellungen basieren auf Erfahrungen und können lediglich durch Erfahrungen korrigiert werden. Um Einstellungen überschreiben zu können, müssen wir daher ein Neu- und Umlernen ermöglichen. Dazu ist es notwendig, sich mit jenen Momenten zu konfrontieren, in denen wir immer wieder nur mit dem einen und einzigen Muster reagieren, das ich in der Folge, aufgrund seiner das Kompetenzerleben lähmenden Kraft, als Problemmuster bezeichnen.

Wenn es dem Klienten gelungen ist, anhand der Imagination einer konkreten Situation das Problemerleben, d. h. das Erleben von Inkompetenz, Ohnmacht, Angst, Wut, fehlender gedanklicher Möglichkeiten, fehlender Handlungsmöglichkeiten etc., zu aktivieren, bitte ich ihn, diesen Zustand mittels einer Interaktion auszudrücken. Interaktionspartner kann dabei eine real oder auch nur gedanklich anwesende Person aus der Situation sein. Aber auch die eigene Person oder Anteile der eigenen oder der anwesenden oder imaginativ anwesenden Person können herangezogen und vom Therapeuten dargestellt werden.

Es ist nicht zwingend notwendig, diesen Zustand interaktiv zu gestalten, ich tue dies jedoch aus folgendem Grund: Ziel der Konfrontation mit dem Erleben der eigenen Inkompetenz ist es, es durch ein Kompetenzerleben zu ersetzen und damit die Erfahrung zu ermöglichen, dem Geschehen nicht länger hilflos und ohnmächtig gegenüberzustehen. Vielmehr soll erfahrbar werden, dass der Zugriff auf die vorhandenen Ressourcen auch in diesen und ähnlichen Situationen möglich ist. Das bedeutet, die Konfrontation mit dem Erleben der eigenen Inkompetenz ergibt erst Sinn, wenn diese durch das Erleben der eigenen Kompetenz ersetzt werden kann. Eine reine Konfrontation mit dem traumatischen Erleben, wie dies in verschiedenen Therapieschulen der 70er Jahre üblich war, halte ich persönlich, wie schon erwähnt, für wenig sinnvoll. Ich vermute eher, dass dies, je nach Intensität der Retraumatisierung, den Klienten in seinem Gefühl der Inkompetenz und Ohnmacht bestärkt. Die interaktive Gestaltung dieses Erlebens ist für mich ein Anker, eine Sicherheit, eine Ressource, die es mir möglich macht, den Klienten dabei zu unterstützen, aus dem Zustand der Ohnmacht und Inkompetenz in einen Zustand der Handlungs- und Wahlfreiheit, d. h. der Macht und Kompetenz bzw. Selbstgestaltungskompetenz zu gelangen.

## 4.2 Fallbeispiel

Die bisher erläuterten Gedanken möchte ich anhand eines Fallbeispiels darstellen, um an ihm weitere theoretische Differenzierungen vorzunehmen, ohne dabei den Bezug zur Praxis zu verlieren. Peter, Mitte 30, erlebt sich im Konflikt mit seiner Frau immer wieder als schwach und hilflos. Er fühlt sich dabei zu ohnmächtig, um etwas sagen zu können, sackt immer mehr und mehr in sich zusammen, bis ihm am Ende nur noch bleibt, die Situation, d. h. die Auseinandersetzung mit seiner Frau, zu beenden, indem er aus dem Raum geht oder die gemeinsame Wohnung verlässt.

### 4.2.1 Imagination der Szene

Ich bitte ihn, die Augen zu schließen und sich eine Situation vorzustellen, in der ihn dieses Erleben überwältigt. Eine Tranceinduktion im Sinne einer Vertiefung der Entspannung nutze ich dabei nicht, da es mir lediglich darum geht, das Bewusstsein eine geeignete Szene finden zu lassen, die das beschriebene Problemerleben aktiviert. Ich möchte meinen Klienten bei der interaktiven Umsetzung des szenischen Erlebens, d. h. der Entwicklung einer Beziehungschoreografie, begleiten. Diese erfordert eher Energie als Trance. Meine Worte zur Begleitung dieser kurzen Imagination könnten daher lauten:

> Bitte schließe deine Augen, und begib dich auf die Suche nach einem Streit ... bei dem du dich schwach ... hilflos ... und ohnmächtig gefühlt hast ... und in welchem Raum befindest du dich ... welche Qualität hat das Licht ... wo stehen Stühle ... Tisch ... Couch ... und wo befindest du dich ... sitzt du, oder stehst du ... und wie fühlt sich dein Körper an ... deine Hände ... deine Arme ... deine Brust ... und wie atmest du ... und wo befindet sich deine Partnerin ... wie schaut sie dich an ... ihre Augen ... ihr Mund ... ihre Stimme ... und was sagt sie zu dir ... und wie reagierst du darauf ...?

### 4.2.2 Interaktive Gestaltung des Problemerlebens

In der Folge werde ich meinen Klienten fragen, ob er in das Erleben seiner Hilflosigkeit eintauchen konnte. Stimmt er dem zu, werde ich ihn bitten, sein Erleben anhand einer Interaktion, d. h. einer Handlung mit seiner Frau, auszudrücken. Ich möchte, wie schon erwähnt, dass es sich dabei um eine Interaktion handelt, da sie mir die Sicherheit gibt, meinen Klienten innerhalb der Situation zu einem Erleben von Kraft und Kompetenz, d. h. der Möglichkeit, die Situation aktiv zu gestalten und nicht nur passiv oder gar gelähmt zu erleiden, führen zu können. Ich werde dazu ungefähr Folgendes sagen:

> Kannst du versuchen, dein Erleben von Schwäche, Hilflosigkeit und Ohnmacht durch eine Interaktion mit deiner Frau auszudrücken? Halte dabei die Augen geschlossen, und versuche, dir vorzustellen, wie das aussehen könnte. Wenn du möchtest, können wir auch verschiedene Ideen ausprobieren, um eine passende Sequenz zu finden.

Im zweiten Schritt bitte ich meinen Klienten, sich diese Interaktion, d. h. die Beziehungschoreografie, vorzustellen, um sie imaginativ erproben zu können. Auf diese Weise können wir uns auf die Suche nach Ressourcen begeben. Ressourcen können hier die unterschiedlichsten Elemente sein, d. h. innere wie äußere. Als innere Ressourcen bezeichne ich Gedanken, Gefühle, körperliche Empfindungen, Handlungen oder auch Anteile bzw. Seiten wie z. B. Aggressivität, Klarheit, Weisheit etc. Als äußere Ressourcen bezeichne ich Personen, Gegenstände, Musik etc., kurz, alles, was an Umweltreizen dafür genutzt werden kann, das Gefühl von Stärke und Kompetenz zu aktivieren. Haben wir eine oder mehrere solcher Ressourcen gefunden, begeben wir uns mit ihrer Unterstützung erneut in die Imagination der Interaktion bzw. Choreografie. Jetzt können wir uns der Szene stellen, die mein Klient wie folgt beschreibt:

> PETER: Das fühlt sich so an, als würde mich meine Frau rumschubsen, einfach so wahllos durch den Raum, und dabei ihre ganze Wut an mir ablassen, ohne dass ich mich wehren kann. Das trifft es gut. Ich wehre mich überhaupt nicht. Ich lasse mich einfach nur rumschubsen.

### 4.2.3 Imaginatives Probehandeln

Ist das Bild bzw. die Interaktion oder Choreografie gefunden, besteht der nächste Schritt in der imaginativen Probehandlung. Ich bitte Peter, sich diese Interaktion vorzustellen, um durchzuspielen, ob er sich den Gefühlen, die durch diese imaginierte Szene ausgelöst werden, gewachsen fühlt. Fühlt er sich überfordert bzw. von den Gefühlen bedroht oder gar überflutet, werden wir seine Kraftquellen bzw. Ressourcen nutzen, um uns dem Bild anzunähern. Eine weitere Möglichkeit besteht im imaginativen Rollentausch, d. h., Peter übernimmt die Rolle seiner Frau, ich übernehme die Rolle von Peter, und Peter schubst sie bzw. mich durch den Raum. Solange der Klient die Wahl hat, sich für die eine oder andere Rolle zu entscheiden, ist er dem Geschehen nicht passiv ausgeliefert, sondern aktiv an dem Verlauf, d. h. der Steuerung und Kontrolle, beteiligt.

### 4.2.4 Realisation der Choreografie

Im nächsten Schritt werde ich Peter bitten, die Szene mit mir umzusetzen. Ich werde dabei die Rolle seiner Frau übernehmen. Peter möchte zuerst einmal selbst seine Rolle übernehmen. Wir stehen hintereinander, und ich schubse Peter einmal leicht, indem ich ihn mit einer Hand zwischen den Schulterblättern nach vorne stoße. Dann frage ich ihn nach seinem Erleben.

ANDRÁS: Was macht dieser Stoß mit dir?
PETER: Noch nicht so viel, aber es geht schon in die Richtung. Ich glaube, du musst mich kräftiger stoßen, und du solltest nicht so schnell wieder aufhören.
ANDRÁS: O. k., sollen wir das probieren?
PETER: Ja, probieren wir's.

An dieser Stelle der Umsetzung, d. h. der Intensivierung des energetischen Geschehens, baue ich in der Regel ein Stoppsignal ein. Ich vereinbare mit Peter, dass er durch ein einfaches „Stopp!“ die Situation unterbrechen kann. Des Weiteren vereinbare ich mit ihm, dass wir uns in der Dynamik der Umsetzung langsam und schrittweise steigern werden, d. h., dass wir immer wieder unterbrechen, um zu reflektieren, was passiert. Ich werde also stets abfragen, was auf der gedanklichen, emotionalen und auf der Ebene der körperlichen Empfindungen und Handlungsimpulse geschieht. Dann beginnen wir mit der Umsetzung der Choreografie. Ich schubse Peter kräftig und ohne Unterbrechung durch den Raum. Nach einer Weile beende ich die Sequenz.

ANDRÁS: Was geschieht?
PETER: So fühlt sich das an, wenn sie auf mich losgeht. Das Merkwürdige ist nur, dass sich Widerstand in mir regt. Ich habe den Impuls, mich dagegenzustemmen und mich zu wehren. Das ist neu für mich.
ANDRÁS: O. k., dann gib dem Impuls nach, halte dagegen.

Hier entsteht auf der körperlichen Ebene eine Lösung. Der Körper entwickelt Widerstand dagegen, geschubst zu werden, und will sich wehren. Neurowissenschaftliche Erkenntnisse legen nahe (Hüther 2008), dass die kognitive, emotionale und physiologische bzw. motorische Ebene nicht von der jeweils anderen getrennt werden kann. Insofern ist es irrelevant, ob der Impuls des Klienten, sich zu wehren, gedanklicher, emotionaler oder motorischer Natur ist, da dies lediglich dem Bewusstsein so erscheint, als handle es sich um einen z. B. rein motorischen, d. h. Handlungsimpuls. Dies gilt natürlich *vice versa* ebenso. Die Frage bleibt, was wir als Ressourcen nutzen wollen. Ohne dass es Peter unbedingt vollständig bewusst wäre, sind die emotionale und die kognitive Ebene ebenso aktiv wie die motorische. Hier werden der Körper und seine Interaktion, d. h. die handelnde Umsetzung des Erlebens, zu einer wesentlichen Ressource im therapeutischen Prozess, da dieser beginnt, einen Impuls zu bahnen, der sich in der problematischen Szene, d. h. im Problemerleben, bisher nicht bilden konnte. Der Körper wird so zum Wegbereiter des Lösungsmusters, d. h. der lösenden Reaktionsweise. Man könnte auch sagen, der Körper bahnt (neuronal) eine Lösung.

Nun kann es aber auch sein, dass Peter in dem Gefühl der Ohnmacht körperlich zu erstarren droht. Wäre dies der Fall, und meiner Erfahrung nach geschieht dies häufig, würde ich Peter bitten, seinen Körper aktiv zu nutzen. Dies könnte folgendermaßen angeregt werden:

> Schließe noch einmal die Augen, und atme bewusst ein und aus. Stell dir vor, wie du dich mit deinem Atem energetisch auflädst und alle verfügbaren Energien zu dem Punkt zwischen deinen Schulterblättern schickst. Balle dabei die Fäuste, und wappne dich in deiner Vorstellung gegen meine Hand, die dich schubsen wird. Geh leicht in die Knie und nimm Bodenkontakt auf, erde dich. Aktiviere dabei deine

> Beine, und spanne deinen ganzen Körper an. Ich lege jetzt meine Hand zwischen deine Schulterblätter. Und du stemmst dich dagegen. Gut so, und stemm dich noch mehr dagegen. Gut. Jetzt schiebe mit aller Kraft gegen meine Hände, drück mich zurück. Gut. Und wenn du kannst, nimm deine Stimme dazu. Schreie einfach los, als würdest du eine schwere Last hochheben, und schiebe mich zurück. Wenn du nicht weißt, wie du das tun sollst, nimm ein „A" und werde damit lauter. Wenn du möchtest, dass ich dich unterstütze, dann schreien wir zusammen.

So oder ähnlich würde ich versuchen, Peter aus der Starre oder Ohnmacht zu führen, und ihn ermutigen, über seinen Körper, d. h. über die Interaktion mit mir, ein Gefühl von Kraft und Handlungsspielraum in der besagten Situation zu erlangen.

Kehren wir zu der realen Arbeit mit Peter zurück. Es gelingt ihm, gegen mein Schubsen Widerstand zu entwickeln. In der Folge fordere ich ihn auf, sich gegen mich zu stemmen. Peter schließt für einen Moment die Augen, um das Erleben seiner Hilflosigkeit in dem Konflikt mit seiner Frau wahrzunehmen. Dann öffnet er die Augen, und ich beginne, ihn zu schubsen. Diesmal ist mein Schubsen schon mehr ein Stoßen, und Peter beginnt, sich relativ schnell dagegen zu wehren. Er versucht jedoch, einfach nur stehen zu bleiben, sich also nicht von der Stelle zu bewegen. Hier frage ich nach.

ANDRÁS: Was passiert gerade?

PETER: Ich werde wütend, eine Wut, die ich im Streit mit meiner Frau immer erst danach erlebe. Ich werde wütend und will mir das nicht mehr gefallen lassen.

ANDRÁS: Hast du dabei körperliche Empfindungen?

PETER: Ja, viele. Mein ganzer Körper ist angespannt. Meine Beine fühlen sich an, als würden sie vor Spannung explodieren. Auch mein Nacken, meine Schultern und mein oberer Rücken sind zum Zerreißen gespannt.

Hier frage ich Peter nach den körperlichen Reaktionen mit dem Ziel, sie vollständig in das Bewusstsein zu heben. In Situationen, die von stärkeren emotionalen Reaktionen begleitet werden, z. B. heftigem Weinen, starker Angst, intensiver Wut, mache ich solche kleinen Unterbrechungen, um das Erleben bewusst werden zu lassen und zu integrieren. Dies ist insofern von Bedeutung, als die Reaktionen, die durch die Interaktion ausgelöst werden, etwas Neues darstellen. Sie sind bisher unbekannte Reaktionen körperlicher, emotionaler und verbaler Natur, die dem Klienten seine Lebendigkeit in der Situation zeigen. Eine Lebendigkeit, die im Gegensatz zu der bisher beschriebenen Ohnmacht und dem Ausgeliefertsein angesichts des Problemerlebens steht.

Dank der entstehenden oder von mir bewusst eingeforderten Reaktionen auf mein interaktives Angebot gelingt es dem Klienten, Kontakt aufzunehmen zu dem bisher verschütteten, aber stets vorhandenen intuitiven Wissen darüber, was ihm in dieser Situation guttun würde oder gutgetan hätte. Diese intuitive Kompetenz kann dem Menschen nicht genommen werden, unabhängig davon, wie massiv er verletzt worden ist. Intuitiv weiß jeder Mensch in einer erstaunlichen Präzision, was ihm guttut und was ihm zum Zeitpunkt der überfordernden bzw. traumatischen Erfahrung gutgetan hätte. Der Zugang zu diesem Wissen, die Brücke, kann jedoch verloren gegangen sein. Die körperliche Interaktion in der szenischen Umsetzung des psychischen Erlebens erlaubt es auf eine sehr direkte und einfache Weise, diesen Zugang wiederherzustellen. Damit er gefestigt werden kann, ist es wichtig, die lösende Erfahrung, d. h. das sich bahnende Lösungsmuster, das im Gegensatz zur bisherigen Ohnmacht, zur bisher erlebten Handlungsunfähigkeit steht, vollständig ins Bewusstsein zu heben.

### 4.2.5 Das Geschehen intensivieren

Peter erlebt zwar eine große Spannung in Beinen und Schultern, kann sie aber bisher nicht in Handlung umsetzen. Dies rege ich im Folgenden an.

ANDRÁS: Wenn du eine so starke Spannung erlebst, hast du nicht Lust, zu explodieren und mich z. B. mit aller Kraft zurückzuschieben?

PETER: Doch, das spüre ich schon, aber ich trau mich nicht. Ich weiß nicht, was passiert, wenn ich den Stöpsel ziehe.

Dies ist eine mir sehr bekannte Reaktion. Klienten, die über einen langen Zeitraum einer intensiv erlebten Hilflosigkeit, sich selbst oder anderen gegenüber, ausgesetzt waren, haben häufig Angst vor dem Hass, der zutage treten könnte, wenn sie ihn erst einmal zulassen. Meiner Erfahrung nach ist dies durchaus berechtigt, wobei ich sagen muss, dass ich es bisher nicht erlebt habe, dass einer meiner Klienten die Kontrolle über seine Aggressionen verloren hätte. Eine ausreichende Stabilität vorausgesetzt, behält der Klient auch in emotional oder körperlich sehr lebendigen Situationen die Kontrolle. Und was für den Klienten gilt, gilt auch für mich. Ein einfaches „Stopp!" meinerseits genügte, um die Situation zu unterbrechen. Ich habe davon jedoch noch nicht Gebrauch machen müssen.

In Kurzform kann ich sagen: Die Integration des Körpers setzt eine ausreichende Stabilität des Klienten voraus. Ist sie gegeben, ist die Angst vor einem Kontrollverlust meines Erachtens unbegründet. Ist sie nicht gegeben, ist die Integration des Körpers als erlebnisintensivierende Methode nicht angezeigt. Klienten in massiven Krisensituationen benötigen klärende und nicht emotional intensivierende Interventionen.

Ich lade meine Klienten jedoch immer wieder dazu ein, ihr gesammeltes Kraftpotenzial nicht handelnd gegen mich zu richten, sondern über ihre Stimme auszudrücken. Dies ist eine einfache, aber sehr hilfreiche Intervention, die es in unserem

Beispiel Peter erlaubt zu explodieren, ohne Angst davor haben zu müssen, mich zu verletzen. Zumal es sich bei dieser Angst eher um das Gefühl handelt, sich im Konflikt mit seiner Frau nicht in seiner Kraft, das bedeutet hier, auch in seiner gesammelten Wut, erleben zu dürfen. Dies biete ich Peter an.

ANDRÁS: Möchtest du versuchen, die Spannung, die du spürst, über deine Stimme auszudrücken, zu schreien und auf diese Weise den Stöpsel zu ziehen?
PETER: Die Vorstellung, laut zu schreien, macht mir zwar Angst, aber ja, das kann ich versuchen.
ANDRÁS: Das Gute ist, deine Stimme kannst du jederzeit kontrollieren. So brauchst du keine Angst davor zu haben, was passiert, wenn du explodierst. Und ich kann mit dir mitschreien. Dann brauchst du nicht das Gefühl zu haben, dass deine Frau deiner Energie hilflos ausgesetzt ist.
PETER: O. k., versuchen wir's.

Wieder schließt Peter für einen Moment die Augen, um die Szene mit seiner Frau lebendig werden zu lassen. Er atmet dabei kraftvoll ein und aus. Langsam steigere ich den Druck mit meiner Hand und frage ihn, ob er bereit sei. Als er bejaht, beginne ich ihn kraftvoll durch den Raum zu schubsen. Es passiert jedoch nichts. Peter versucht nach wie vor, passiv die Bewegung zu blockieren, ohne sich aktiv dagegen zu wehren. Nach einer Weile unterbreche ich und frage nach.

ANDRÁS: Was ist passiert?
PETER: Ich weiß nicht, ich trau mich nicht, ich kann gar nicht sagen, warum.

Auch dies erlebe ich häufig. War in einem bestimmten Kontext der Zugang zur eigenen Lebendigkeit, zur Lebensenergie und damit zu den Selbstgestaltungskompetenzen lange Zeit verschüttet, fällt es häufig sehr schwer, die neue Brücke, hier die

Interaktion, dafür zu nutzen, in der Situation mit der eigenen Handlungs- und Gestaltungskompetenz in Kontakt zu kommen. Es bedarf meiner bzw. der Unterstützung oder/und Ermutigung des Therapeuten dazu, sich dieser neuen Erfahrung stellen zu können. Diese biete ich Peter im Folgenden an, indem ich ihn frage, wie sich das Geschehen mit Worten ausdrücken lässt.

ANDRÁS: Hast du Worte für das, was du empfindest?
PETER (nach einer Weile): Ja, ich glaube, so was wie „Leck mich am Arsch!".
ANDRÁS: O. k., ist es das?
PETER: Ja, das ist es.
ANDRÁS: Und welche Worte würden zu deiner Frau passen?
PETER: „Du tust, was ich dir sage!"
ANDRÁS: O. k., dann versuchen wir es mal damit?
PETER: Ja, o. k.

Die Augen schließen, die Situation lebendig werden lassen, atmen, und los geht es. Außer dass ich Peter stoße, sage ich jetzt auch: „Du tust, was ich dir sage!" Wieder passiert am Anfang nichts. Dann, nach einer Weile, kommt von Peter ein eher genuscheltes: „Leck mich am Arsch!" Jetzt beginne ich zu improvisieren, in der Hoffnung, Peter auf diese Weise in Kontakt mit seiner Kraft bringen zu können.

ANDRÁS: Was hast du gesagt? Du nuschelst ja nur in deinen Bart, du Versager!
PETER (immer noch leise): Leck mich am Arsch, du kannst mich mal.
ANDRÁS: Du bist ja lächerlich. Du willst ein Mann sein?
PETER (schon deutlicher): Leck mich, du Arsch. Du kannst mich mal.
ANDRÁS: Was soll ich dich? Du lächerlicher Kerl …
PETER (mit einem Mal brüllt er mit aller Kraft): Leck mich am Arsch, du verdammtes Schwein!

Dann kommt jedoch nichts mehr, trotz meiner verbalen Provokation. Auch dies erlebe ich häufiger. Klienten, die explodieren, versacken ebenso spontan, wie sie explodiert sind. Der dauerhafte Zugriff auf die Energie innerhalb der lähmenden Situation ist hier noch nicht gelungen. Wieder unterbreche ich die Situation und frage nach.

ANDRÁS: Was ist passiert?
PETER: Das hat sehr gutgetan, aber dann war plötzlich die Energie weg. Ich hatte gar keine Kraft mehr, um mich zu wehren, wie weggeblasen. Wirklich merkwürdig.
ANDRÁS: Und welche Gefühle oder Gedanken haben das begleitet?
PETER (nach längerem Überlegen): Gefühlt habe ich mich nach einer anfänglichen Euphorie eher resigniert, und als Gedanken hatte ich vielleicht „Das darfst du nicht!" im Kopf. Ich hatte Angst.

### 4.2.6 Entfaltung der Selbstgestaltungskompetenz

Man sollte an so einer Stelle die Stunde keinesfalls abbrechen, da wir jetzt in einem Stadium sind, in dem wir uns der für Peter bedrohlichen Intensität seiner Wut genähert haben, ohne sie jedoch ausreichend verlebendigt zu haben. Es ist von Bedeutung, jetzt einen dauerhaften Zugang zu schaffen, den Peter nicht aus Angst oder Schuld unterbrechen muss.

Generell ist zu sagen, dass die Intensität in der Konfrontation mit der eigenen Hilflosigkeit mit der Intensität des Kompetenzerlebens einhergehen muss. Ziel ist es, das Erleben des eingeschränkten oder fehlenden Handlungsspielraums durch das Erleben der eigenen Lebendigkeit und Selbstgestaltungskompetenz zu ersetzen. In die Konfrontation mit den eingeschränkten Handlungsmöglichkeiten zu führen, ohne sie vollständig aufzulösen, halte ich im Rahmen einer den Körper integrierenden und erlebnisintensivierenden Arbeitsweise für einen Fehler. Die Auseinandersetzung mit Situationen, in denen es nicht möglich ist, auf vorhandene Ressourcen zuzugreifen, hat nur Sinn, wenn dabei der Zugang zu ihnen geschaffen wird. Warum sonst sollte man sich mit diesen lähmenden Erfahrungen auseinandersetzen? Eine Konfrontation mit traumatischen Erfahrungen, die nicht von der aktiven Suche nach Bewältigungsstrategien, d. h. lösenden Interaktionen oder Lösungsbewegungen, begleitet wird, erscheint mir nicht sinnvoll.

Die Maximierung der Reaktionsmöglichkeiten ist das eigentliche Ziel bei der Konfrontation mit den als lähmend oder traumatisch erlebten Situationen. Dies wiederum setzt voraus, dass mir das gesamte Spektrum meiner Lebendigkeit, d. h. das gesamte Repertoire an verbalen, emotionalen und Handlungsmöglichkeiten, zur Verfügung steht. Das primäre Ziel in der Konfrontation ist daher der vollständige Zugriff auf die eigene Lebendigkeit, Lebensenergie bzw. körperliche, geistige, seelische Energie. Mit diesem Ziel, Peters Zugriff auf seine Energie zu stabilisieren, setzen wir unsere Arbeit fort.

Ich bitte Peter daher, die Worte „Leck mich am Arsch!" kontinuierlich zu wiederholen, so lange, bis er eine Intensität erreicht hat, die seine Angst auslöst. Peter spricht die Worte diesmal von Beginn an aus und erreicht schon nach kurzer Zeit eine enorme Lautstärke, in der die Worte mehr gebrüllt werden. Ich halte dagegen und brülle ebenfalls. Wir machen dies ein paar Mal, und plötzlich beginnt Peter zu weinen, was nach kurzer Zeit in ein heftiges Schluchzen übergeht.

### 4.2.7 Emotionale Schleusen

Diese Reaktion erlebe ich häufiger. Ermöglichen wir unseren Klienten, über Interaktion und stimmlichen Ausdruck mit ihrer gesammelten Energie in Kontakt zu kommen, die innerhalb spezifischer Situationen und Kontexte bisher kaum oder gar nicht zugänglich war, öffnen sich Schleusen, die das gesamte Gefühlsspektrum enthalten können. So wie Peter hier heftig schluchzt, kann es auch sein, dass der Klient heftig lachen muss oder sich sehr euphorisch fühlt. Verweilen wir einen Augenblick bei Peters Weinen.

> ANDRÁS (nach einer längeren Pause): Was ist passiert?
> PETER: Das kann ich nicht sagen. Mich hat nur plötzlich eine unendliche Traurigkeit überkommen.
> ANDRÁS: Hast du eine Vermutung, warum?
> PETER: Vielleicht wegen all der verlorenen Lebenszeit, in der ich so stark an mich gehalten habe. Ich weiß es nicht.
> ANDRÁS: Hast du so eine oder eine ähnliche Traurigkeit denn schon einmal erlebt?

Auch wenn es an dieser Stelle verschiedene Möglichkeiten gibt, mit Peters Aussage umzugehen, fokussiere ich auf emotionale Überlagerungen seitens früherer Erfahrungen im Konflikt mit seiner Frau. Ich habe es als hilfreich erlebt, wenn dem Klienten bewusst werden kann, inwieweit die aktuelle Reaktionsweise durch frühere Erfahrungen dominiert und inwieweit sie durch den aktuellen Kontext, das aktuelle Beziehungsgeschehen bestimmt wird. Häufig frage ich auch, was der Klient zu diesem oder jenem Thema in seiner Familie gelernt hat, um ein Bewusstsein für die Dominanz des Gelernten im Unterschied zu den aktuellen Möglichkeiten zu erzeugen. Dieses Bewusstsein wird häufig von dem Erkenntnisprozess begleitet, gar nicht so eingeschränkt und hilflos zu sein, wie es in der aktualisierten Erfahrung der Fall ist. Das ist wiederum sehr nützlich dafür, alternative Reaktionsweisen zu erproben und zu festigen. Peter antwortet auf meine Frage wie folgt.

> PETER (nach längerem Überlegen): Ja, als kleiner Junge. Mein Vater ist gestorben, als ich sechs Jahre alt war [Peter beginnt wieder zu weinen]. Und ich habe ganz vergessen, wie groß meine Sehnsucht nach ihm war. Und heute noch ist. Ich hätte ihn so gerne noch eine Weile erlebt.

### 4.2.8 Bezug zur Vergangenheit

Neben den auslösenden und aufrechterhaltenden Bedingungen im Hier und Jetzt, d. h. im aktuellen Kontext, versuche ich gemeinsam mit Peter, die Quelle seiner Gefühle ausfindig zu machen. Es interessiert mich dabei, was er in vergangenen Beziehungen zu dem entsprechenden Thema gelernt hat. Diese Lernerfahrungen gestalten die aktuelle Situation bewusst oder unbewusst mit. Es ist nicht immer sinnvoll oder hilfreich, sich bewusst zu machen, inwiefern man auf gelerntes Wissen, welches einer aktuellen Lösung im Wege steht, zugreift. Manchmal reicht die Bahnung von neuen emotionalen Reaktionsweisen und Handlungsmöglichkeiten aus. Hier, im Fall von Peter, habe ich das Gefühl, dass die Bahnung der neuen Erfahrung nicht ausreichend ist. Mehr als mein Gefühl, d. h. mein intuitives Gespür dafür, dass dies hier nicht genügt, habe ich allerdings nicht. Insofern ist es umso bedeutsamer, diese Hypothese von Peter auf ihre Nützlichkeit hin prüfen zu lassen. Daher meine Frage nach dem Einfluss vergangener Erfahrungen in diesem Kontext, d. h. dem Konflikt mit seiner Frau. Würde Peter hier nichts benennen, würde ich meine Hypothese fallen lassen. Da ihm jedoch die Beziehung zu seinem Vater einfällt, versuchen wir in der Folge zu differenzieren, wie sich diese Sehnsucht nach dem Vater im Konflikt mit seiner Frau auswirkt.

ANDRÁS: Kannst du dich erinnern, in welchen Situationen du deinen Vater besonders vermisst hast?

PETER (denkt länger nach): Ich glaube, im Streit mit meiner Mutter. Ich bin meist in mein Zimmer gerannt und habe mich unter der Bettdecke verkrochen. Ich habe mir immer gewünscht, mein Vater möge zu mir kommen und mich trösten.

ANDRÁS (nach einer längeren Pause): Könnte es sein, dass du diese Sehnsucht noch heute, im Streit mit deiner Frau, erlebst?

Peter: Klingt erst mal verrückt, ich bin ja kein kleiner Junge mehr [denkt eine Weile nach]. Aber wenn ich mich so in meinen Zustand hineinfühle, kommt das dem Gefühl, das ich als Junge hatte, sehr nahe. So habe ich mich unter der Decke auch immer gefühlt, so hilflos und ohnmächtig meiner Mutter gegenüber. Weil eben mein Vater nicht mehr da war, zu dem ich hätte gehen können.

### 4.2.9 Perspektivenwechsel

Im Folgenden biete ich Peter eine Hypothese an, von der ich hoffe, dass sie einen Perspektivenwechsel im Konflikt mit seiner Frau auslöst. Bisher erschien Peters Frau ja stets als Aggressorin, Peter selbst als das Opfer. Da ich jedoch davon ausgehe, dass Paare in dauerhaften Beziehungen jegliche Phänomene gemeinsam erzeugen, um auf diese Weise optimale Wachstumsbedingungen herzustellen, erscheint mir eine derart einseitige Beschreibung als wenig hilfreich. Diese Beschreibung fixiert Peter als Opfer seiner Frau und delegiert den *locus of control*, d. h. die Möglichkeit der Kontrolle, an seine Frau. Dies ist eine lähmende, lineare Beschreibung, die im systemischen Denken durch eine zirkuläre Kausalität ersetzt werden kann.

Ich frage Peter daher, ob man die Art und Weise, wie seine Frau im Streit auf ihn losgeht, nicht als einen unbewussten Liebesdienst verstehen könne, den seine Frau ihm hier leiste. Einen Liebesdienst, der ihm helfe, sich mit der Sehnsucht nach einem starken Vater auseinanderzusetzen. Einem starken Vater, den es ja letztlich in sich selbst zu entdecken gilt. Von dieser Sichtweise ist Peter erst einmal sehr überrascht, beginnt dann jedoch zu lachen. Er äußert sich hierzu wie folgt.

Peter: Ja, das haut hin. Ich sehne mich wirklich danach, meiner Frau gegenüber die Kraft und Stärke als Mann zu entwickeln, die ich mir als Junge von meinem Vater immer gewünscht habe.

Unabhängig davon, ob meine Hypothese nun wahr oder falsch ist, entscheidend bleibt, dass sie Peter nützlich scheint und ihm hilft, seine Problemwirklichkeit zu verlassen. Solange sie Peter hilfreich erscheint, ist sie wahr. Würde Peter sie ablehnen, würde ich sie zurücknehmen und gemeinsam mit ihm nach einer für ihn nützlicheren Beschreibung suchen. Im Folgenden mache ich Peter ein weiteres Angebot auf der interaktionellen Ebene, um diese neue Erkenntnis in Form einer neuen Erfahrung zu festigen.

ANDRÁS: Hast du Lust, in die Szene mit deiner Frau zu gehen, dich umzudrehen und ihr zu sagen: „Du bist nicht meine Mutter!"?

PETER (überlegt): Warum eigentlich nicht? Aber noch lieber würde ich sagen: „Ich habe schon einen Vater!"

ANDRÁS: Wunderbar, noch besser, wollen wir das versuchen?

Peter: Ja.

Hier ist schön zu sehen, wie Peter auf meine Idee hin eine eigene, für ihn noch stimmigere Idee entwickelt. Dies ist häufig der Fall, wenn der Prozess im Fluss ist. Und wieder, wie schon so oft: Augen schließen, atmen, die Situation vor dem inneren Auge lebendig werden lassen, und los geht es. Ich nutze wieder meine Worte und sage zu Peter: „Du tust, was ich dir sage!" Da dreht sich Peter plötzlich um und sagt: „Ich habe schon einen Vater, ich brauch dich nicht!" Und wieder improvisiere ich.

ANDRÁS: Und wie du mich brauchst! Ohne mich kannst du gar nicht existieren!

PETER (beginnt zu lachen): Du kannst mich mal. Nein danke, ich brauche keinen Babysitter.

ANDRÁS: Was willst du denn tun, wenn ich nicht auf dich aufpasse?

PETER (lacht nun herzhaft): Ich frag mich vielmehr, was du tun willst, wenn du nicht mehr auf mich aufpassen kannst.

Ich unterbreche die Sequenz und frage Peter, mit wem er spricht. Nach kurzem Überlegen sagt er, dass er seiner Mutter gegenüberstehe. Jetzt komme ich doch noch zum Zuge und biete ihm an zu sagen: „Du bist nicht meine Mutter!" Das nimmt er an.

PETER: Du bist nicht meine Mutter, du bist meine Frau, verdammt noch mal! Und ich bin dein Mann [das „Mann" war mehr gebrüllt denn gesprochen].

ANDRÁS: Und, sitzt das?

PETER: Ja, fühlt sich saugut an! Wunderbar. Ich fühle mich in meiner Kraft wie nie.

Im Folgenden wird es darum gehen, das Kompetenzerleben aus der Stunde in das Alltagserleben zu übertragen, indem wir gemeinsam die verschiedenen Seiten der Person herausarbeiten, die das Erleben der eigenen Kraft und Lebendigkeit im Problemkontext möglich gemacht haben. Im Weiteren werden wir diese Seiten auf symbolische oder/und konkrete Weise im Alltag verankern. Das bedeutet, dass der Zugriff auf diese verloren geglaubten Energie auch oder insbesondere im ritualisierten Beziehungsalltag ermöglicht werden soll.

### 4.2.10 Seiten

Die Person oder Persönlichkeit anhand verschiedener Persönlichkeitsanteile oder, kürzer, Seiten zu konstruieren hat den Vorteil, dass in verschiedenen Situationen unterschiedliche Seiten in den Vordergrund treten können. So kann es sein, dass ich mich in einer Situation als kompetent erlebe, d. h. mir der Kontakt zu jenen Seiten meiner Person, die mir ein lebendiges Gestalten von Beziehungen möglich machen, gut gelingt. In einer anderen Situation, einem anderen Kontext kann es jedoch sein, dass mir der Kontakt zu meiner Selbstgestaltungskompetenz in keiner Weise möglich ist, ich mich als von meiner Lebendigkeit und Gestaltungsfähigkeit wie abgeschnitten erlebe. Man könnte auch sagen, der *Kontakt* zu jenen Seiten meiner Person, die mir die Aufnahme eines lebendigen, herzlichen und neugierigen Kontakts zu meiner Umwelt möglich machen, ist zum Teil oder auch gänzlich verhindert; was nicht bedeutet, dass diese Seiten nicht vorhanden wären. In der Therapie wird es darum gehen, den Kontakt zu diesen Seiten innerhalb der relevanten Problemkontexte möglich zu machen und über die Therapiestunde hinaus zu festigen. In einem ersten Schritt wird es dabei notwendig sein, das Erleben anhand unterschiedlicher Seiten, die in den Vordergrund treten, zu differenzieren. Dies versuchen wir im Folgenden.

ANDRÁS: Wie erlebst du dich, wenn du deiner Frau so gegenübertrittst?

PETER: Als sehr kraftvoll, mächtig und aggressiv.

ANDRÁS: Kraftvoll, mächtig, aggressiv. Beschreibt das dein Erleben ausreichend, oder gibt es da noch etwas?

PETER (nach längerem Überlegen): Ich erlebe mich einfach voller Kraft und Energie ihr gegenüber. Das Gegenteil von dem, wie ich mich normalerweise fühle. Das beschreibt es schon.

### 4.2.11 Symbole

Nachdem die Seiten, Eigenschaften oder Anteile benannt worden sind, bitte ich meinen Klienten, Symbole zu finden, die sein Erleben repräsentieren. Es sollte sich dabei um Symbole handeln, die einen sehr schnellen und direkten Zugriff auf das erwünschte Erleben möglich machen, d. h., die innerhalb von Sekunden an das Erleben „erinnern". Als Symbole können sowohl bereits vorhandene Erfahrungen dienen, die das gewünschte Erleben repräsentieren, als auch Gegenstände, Tiere, Menschen, Musik, Kunst oder Literatur. Es ist sowohl möglich, nach Situationen zu fragen, in denen das Erleben der eigenen Energie und Lebendigkeit, vergleichbar der heutigen Erfahrung in der Therapiestunde, aufgetreten ist (siehe 1.3), als auch nach abstrakten Symbolen, die das Erleben repräsentieren, ohne dass dabei auf bereits vorhandenes Kompetenzerleben zugegriffen würde. Beide Formen können sehr kraftvolle Anker sein und Erinnerungen erzeugen, die einen schnellen Zugriff auf das erwünschte Erleben möglich machen. Ich frage Peter zuerst nach Erlebnissen, bei denen er sich vergleichbar gefühlt hat.

ANDRÁS: Womit fangen wir an? Kraftvoll, mächtig oder aggresiv?

PETER: Aggressiv?

ANDRÁS: Wann hast du dich in deinem bisherigen Leben vergleichbar aggressiv gefühlt?

Auf diese Frage kann natürlich auch die Antwort kommen: „So aggressiv wie heute habe ich mich noch nie gefühlt.“ Dann könnte man ein differenzierendes Angebot machen: „Gab es denn schon Erfahrungen, die zumindest einen Teil der hier erlebten Aggressivität beinhalten?“ Man könnte aber auch den Versuch, das Erleben aus der Therapiestunde anhand eines bereits vorhandenen Erlebnisses zu ankern, aufgeben. Stattdessen kann man dann nach einem symbolischen Ausdruck des Erlebens fragen: „Fällt dir ein Symbol ein, das dein Erleben ausdrückt?“ Peter antwortet hier auf noch andere Weise.

PETER (überlegt lange): Das ist nicht so leicht, weil ich mich schon oft so aggressiv gefühlt habe, das aber nie ausdrücken konnte. Ich kann mich nicht erinnern, in meinem Alltag je so gebrüllt zu haben, d. h., meine Aggressivität auch gezeigt zu haben.

### 4.2.12 Dosierung

Es kommt häufig vor, dass die Intensität, mit der die Gefühle im Therapieraum ausgedrückt werden, nicht in den Beziehungsalltag übertragen werden kann. Ich verstehe die Therapie als eine Art Schleusensituation. Die Schleuse zu einem Erleben, das bisher als verloren galt, wird geöffnet. Natürlich wird das entsprechende Erleben auf den Ebenen der Gedanken, Gefühle und Handlungen in einer Intensität verlebendigt, die in den Beziehungsalltag so nicht übertragen werden kann. Die Verankerung der Lebendigkeit anhand von symbolischen Repräsentanzen kann dabei helfen, sich an das gewünschte Kompetenzerleben zu erinnern. Der Klient wird auf diese Weise lernen, auf seine Energie zuzugreifen, ohne dass die Schleusen dabei vollständig geöffnet werden müssten. Das Erleben der (Lebens-) Energie, hier in Form von Aggressivität, ist dabei nur der erste Schritt. Er zeigt, dass das gewünschte Erleben möglich ist, hilft aber noch nicht dabei, es im Beziehungsalltag in angemessener Form zu verlebendigen.

Es ist möglich, diesen dosierten Zugriff auf die eigene Aggressivität anhand von Hausaufgaben, hier im Kontakt mit der Partnerin, üben zu lassen oder aber den Prozess im Therapieraum gemeinsam mit der Partnerin anzuregen. Ich habe es in sehr seltenen Fällen erlebt, dass es Klienten möglich war, nach einem ein-, zwei- oder dreimaligen Erleben der eigenen Energie und Lebendigkeit innerhalb der relevanten Problemkontexte sie ohne weitere Unterstützung in den Beziehungsalltag zu transferieren. Das hängt auch davon ab, ob der Auftrag, der für die Therapie bzw. Beratung definiert wurde, ein sogenannter lösbarer Auftrag ist, d. h., ob der Klient anhand der vorhandenen Ressourcen in der Lage ist, seinen Auftrag eigenständig zu bewältigen.

Meiner Erfahrung nach kommen aber auch jene Klienten, die einen Auftrag erfolgreich bearbeiten konnten, wieder und holen sich Unterstützung für einen weiteren Auftrag, d. h.

Entwicklungsschritt. Dennoch ist es durchaus möglich, in nur einer einzigen Stunde einem Klienten Zugang zu seinen verschütteten Ressourcen in Form von Einsicht, Energie, Lebendigkeit und Handlungskompetenzen zu ermöglichen.

Im vorhandenen Beispiel wird es jedoch darum gehen, das Erleben aus der Therapiestunde in das Alltagserleben zu transferieren. Nach Peters Antwort, sich nicht daran erinnern zu können, je so gebrüllt zu haben, begeben wir uns auf die Suche nach einem Symbol.

ANDRÁS: Fällt dir ein Symbol ein, ein Tier, ein Gegenstand, ein Mensch, eine Melodie oder Ähnliches, wodurch diese Aggressivität ausgedrückt wird?

PETER (überlegt lange): Als Jugendlicher habe ich viel *Metallica* gehört. Das war mein Favorit. Die Musik drückt für mich Aggressivität aus. *Metallica* zu hören war für mich immer ein Ventil für meine Aggressionen. Insbesondere auf den Konzerten. Da habe ich gerne laut mitgebrüllt.

Ein gelungener Transfer in den Konflikt mit seiner Frau ist das noch nicht. Als Erinnerung an die vorhandene Kraft reicht diese Erfahrung jedoch aus. Nun gilt es, ein Symbol für *Metallica* zu finden, das Peter in seinem Alltag begleiten kann.

ANDRÁS: Wodurch kannst du dich am schnellsten an diese Erfahrung erinnern?

PETER: Durch ein Plattencover. Das hatte ich sicherlich ein, zwei Jahre lang in meinem Zimmer hängen. Wenn ich das sehe, bin ich ganz schnell wieder an diesem Gefühl dran.

ANDRÁS: Kannst du dir vorstellen, dieses Plattencover am Badezimmerspiegel aufzuhängen?

PETER (lacht): Meine Frau wird mir eine Midlife-Crisis attestieren!

ANDRÁS: Und – willst du das riskieren?
PETER: Ja, habe ich Lust zu. Gute Idee!

Der Sinn, das Plattencover an einem zentralen Ort wie dem Bad aufzuhängen, besteht darin, es in Peters Alltagsritualen zu installieren; d. h., jedes Mal, wenn Peter morgens und abends im Bad steht, wird er daran erinnert, wie er sich als Jugendlicher auf den *Metallica*-Konzerten gefühlt hat: aggressiv und lebendig. Ohne dass Peter sich bewusst auf dieses Erleben fokussieren muss, geht er so mindestens zweimal am Tag, beim Aufstehen und beim Zubettgehen, mit diesem Erleben in Kontakt. Auf diese Weise verschiebt er seinen Aufmerksamkeitsfokus in einer ritualisierten Form von dem Erleben seiner Inkompetenz, Ohnmacht und Hilflosigkeit im Konflikt mit seiner Frau auf das Erleben von Kraft, Aggression und Lebendigkeit bei den Konzerten von *Metallica*.

Ob es ihm gelingt, diese Saat zu pflegen und den Spross wachsen zu lassen, d. h., auch im Konflikt mit seiner Frau auf seine Lebendigkeit zuzugreifen, ist nicht gesagt. Dennoch wissen wir aus verschiedenen Bereichen, dass durch die Fokussierung der Aufmerksamkeit auf das erwünschte Erleben der Zugriff darauf innerhalb des relevanten Kontextes um ein Vielfaches vereinfacht oder auch dauerhaft ermöglicht werden kann. Es kann aber auch sinnvoll oder notwendig sein, Peters Frau in die Therapie einzuladen und das Paar in seiner Entwicklung gemeinsam zu unterstützen.

Den ersten von Peters Persönlichkeitsanteilen bzw. die erste seiner Seiten haben wir nun in seinem Alltag installiert. Im Folgenden wird es darum gehen, auch die beiden weiteren Seiten zu integrieren.

ANDRÁS: Was hatten wir noch für Seiten?
PETER: Kraftvoll und mächtig. Jetzt willst du sicher ein Symbol wissen oder wann ich mich schon mal so gefühlt habe, richtig?

ANDRÁS: Ganz genau.

PETER: Also kraftvoll fällt mir leicht. In der Gehaltsverhandlung mit meinem Chef habe ich mich als sehr kraftvoll erlebt. Ich hatte nichts zu verlieren, weil ich bereit war zu kündigen, sollte ich keine Erhaltserhöhung erhalten. In diesem Gespräch war ich ruhig und kraftvoll.

ANDRÁS: Entspricht das deinem Erleben von vorhin?

PETER: In gewisser Weise schon. Auch da war es mir möglich, meine Kraft zu spüren und entsprechend zu handeln. Auch wenn es hier darum ging, der Aggressivität meiner Frau entgegenzutreten.

ANDRÁS: Hast du etwas, das dich an dieses Krafterleben in der Situation mit deinem Chef erinnert?

PETER: Klar, meine Gehaltsabrechnung.

ANDRÁS: O. k., dann kommt auch die an den Badezimmerspiegel?

PETER: Ja, die muss dann auch dahin.

Dasselbe machen wir auch noch für die mächtige Seite. Peters Hausaufgabe besteht nun darin, jeden Morgen und jeden Abend seine Aufmerksamkeit kurz auf die Symbole am Badezimmerspiegel zu richten (alternativ wären auch alle anderen Orte wie z. B. Armaturenbrett im Auto, PC am Arbeitsplatz, Nachttisch, Küchenschrank etc. möglich). Des Weiteren besteht seine Aufgabe darin, zu beobachten, ob sich in seiner Haltung gegenüber seiner Frau geringfügige Veränderungen ergeben. Peter ist mit allen drei Hausaufgaben einverstanden und kommt nach 14 Tagen gemeinsam mit seiner Frau in die Stunde.

### 4.2.13 Gedanken zur Arbeit mit Paaren

Im Folgenden möchte ich in aller Kürze einige mir zentral erscheinende Gedanken zum Thema Partnerschaft im Allgemeinen formulieren, um mein konkretes Vorgehen in der Arbeit mit Peter und seiner Frau Klara verständlich bzw. leichter nachvollziehbar zu machen.

Ich gehe davon aus, dass jedes Verhalten, das in dauerhaften Beziehungen gezeigt wird, auch solches, das als destruktiv bezeichnet wird, letztendlich einen mehr oder weniger geglückten Versuch darstellt, die kontinuierliche Entwicklung der Beziehung zu ermöglichen. Das bedeutet, dass jedes Verhalten für beide Beziehungspartner dieselbe Relevanz besitzt, es keinen einzelnen Verursacher gibt, sondern immer beide in gleicher Weise an der Entstehung und Aufrechterhaltung beteiligt sind. Im Namen von Wachstum, Entwicklung und Veränderung sind beide daran interessiert, verletzendes Verhalten zu verstehen und als Entwicklungsimpuls zu übersetzen. Dieser Glaube an das positive Potenzial der Beziehungspartner ermöglicht es, sich nicht von destruktiven Spiralen einnehmen zu lassen. Ich unterstelle den Beziehungspartnern, dass sie sich entwickeln wollen. Ob in der gemeinsamen oder in einer neuen Beziehung, bleibt offen.

Auf das Beispiel von Peter und seiner Frau übertragen, gehe ich davon aus, dass seine Frau ihre gesteigerte Aggressivität im Konflikt mit Peter zeigt, um ihn in seiner Entwicklung zu fördern. Umgekehrt gehe ich davon aus, dass Peter sein passives Verhalten zeigt, um seine Frau in ihrer Entwicklung zu unterstützen. Oder, noch einfacher ausgedrückt: Jeder kann vom anderen lernen, und jeder versucht unbewusst, mit seinem Verhalten dem Beziehungspartner etwas Gutes zu tun. Auf der bewussten Ebene erleben beide Partner als verletzend, was auf unbewusster Ebene einen Versuch darstellt, sich zu entwickeln. Paartherapie ist insofern eine Art Übersetzungshilfe. Gemeinsam mit dem Paar wird versucht zu verstehen, auf welche Weise der jeweils andere seinen Beitrag zur gemeinsamen Individuation leistet. Individuation wird hier als Möglichkeit verstanden, der zu werden, der wir unserem Potenzial nach sind; d. h., ich gehe davon aus, dass stets mehr möglich ist, als momentan realisiert wird. Partnerschaften und dauerhafte Beziehungen sind kontinuierliche Versuche, diese schlummernden Potenziale im anderen und in sich selbst zu wecken bzw. zu fördern.

Dieser Blick auf Beziehungen ist ein sehr heilsamer Blick, weil er den Fokus von der Verletzung durch den anderen auf die Selbstverletzung legt, die sich im Handeln des anderen lediglich spiegelt. Durch den Blick auf den Beziehungspartner kann ins Bewusstsein treten, auf welche Weise Wachstum und Entwicklung möglich werden. Das tiefere Ziel dieser Wachstumsschule ist die Fähigkeit zu einer lebendigen Begegnung. Einer Begegnung, die die Neugierde auf das andere in meinem Gegenüber beinhaltet und die Bereitschaft impliziert, dieses andere, Fremde und Neue als Bereicherung und Anregung zu kontinuierlicher Entwicklung zu verstehen. Letztendlich gehe ich davon aus, dass eine dauerhafte Beziehung nur lebendig bleiben kann, wenn sie sich kontinuierlich verändert.

Für die Arbeit mit Paaren bedeutet das, dass wir ihnen helfen müssen, aus einer Opferhaltung herauszukommen. Solange ich davon ausgehe, das Opfer von Handlungen meines Partners zu sein, habe ich keine Möglichkeit, etwas zu verändern, mit einer Ausnahme: den Partner, und dies ist bekanntlich eine Sackgasse. Gehen wir davon aus, dass Veränderung nichts anderes bedeutet als einen Wandel im Bewusstsein, dann kann Veränderung, d. h. Wachstum und Entwicklung, nur gelingen, wenn das eigene Bewusstsein Neues zulässt.

Der dringende Wunsch, den Partner verändern zu wollen, zeigt dabei lediglich die Dringlichkeit des Bedürfnisses an, sich selbst weiterentwickeln zu wollen. Man muss dies nicht unter einem psychotherapeutischen Blickwinkel betrachten. Kontinuierlicher Wandel ist die Aufgabe eines jeden Menschen und einer jeden Partnerschaft. Ich denke, es gibt zwei wirklich schwierige Aufgaben: eine dauerhafte Partnerschaft lebendig zu halten und Kinder großzuziehen. Nun kann man sich fragen, was die Fähigkeit, z. B. in einer Partnerschaft glücklich zu sein, ausmacht. Hat es nicht auch damit zu tun, dass manche Menschen die Gabe besitzen, sich glücklich zu *schätzen*? Eine gewagte Definition dieser Fähigkeit könnte auch darin bestehen, dass Partner, die sich glücklich schätzen, das Gefühl haben, dass die Kontrolle für ihr Wohlergehen auch bei ihnen selbst und nicht nur beim anderen liegt; d. h., das Gefühl, ein Spielball des Partners zu sein, hier weniger ausgeprägt ist. Auf einer bewussten Ebene bedeutet das, dass solche Personen das Gefühl haben, ihr Schicksal selbst in der Hand zu haben.

Führt man diesen Gedanken konsequent weiter, müsste man sich fragen, warum eine Person, die den äußeren Umständen nach wenig in der Hand zu haben scheint, dennoch glücklich ist. Meine Vermutung ist, weil sie über die bewusste oder unbewusste Fähigkeit verfügt, das, was ihr widerfährt, als Herausforderung zu verstehen. Als eine Herausforderung, die dazu einlädt, sich zu verändern, sich zu hinterfragen und in Entwicklung zu bleiben. Gelingt es mir zu begreifen, dass ich immer auch gestalte, wenn auch unbewusst, gelingt es mir, das Leben als eine spannende Reise durch die Höhen und Tiefen meines Bewusstseins zu verstehen. Dies wiederum, so glaube ich, erzeugt ein tiefes Gefühl von Glück.

Je intensiver also das Bedürfnis, den Partner verändern zu wollen, umso intensiver ist demnach der Wunsch, selbst einen Wandel des Bewusstseins zu vollziehen; weg von einer Wahrnehmung, in der ich das Opfer einer unkontrollierbaren Umwelt bin, hin zu einem Bewusstsein, dass ich diese Umwelt immer auch in einer Weise mitgestalte, wie sie mir dann in der Folge begegnet. Unterstützen wir als Therapeuten daher Beschreibungen, innerhalb deren Veränderung nur möglich wird, wenn sich der Partner verändert, also die Umwelt, halten wir den Klienten im Unglück gefangen. Eines der ersten und zentralen Ziele in der Arbeit mit Paaren besteht folglich darin, den Blick vom Partner auf die eigene Person zu lenken.

Es gibt viele verschiedene Wege, dies zu erreichen. In meiner Vorgehensweise steht am Anfang häufig die Anerkennung der Wut. Der Wut darüber, verletzt worden zu sein. Korrekterweise: der Wut darüber, sich selbst verletzt zu haben. Mein erster Schritt besteht daher oft in der Arbeit mit Gefühlen, insbesondere mit Gefühlen wie Wut und Enttäuschung. Meine Erfahrung ist, dass ich ohne die gegenseitige Anerkennung der entstandenen Verletzungen nicht weiterkomme. Dies bedeutet, dass ich den Partnern helfen muss, ihre Wut wahrzunehmen, zu benennen und auszudrücken. Nicht, dass damit alles gut wäre. Im Gegenteil. Dieser Schritt kann auch die destruktive Spirale befördern, wenn neben dem Anerkennen der Verletzungen nicht auch wertschätzende Momente fokussiert werden. Mein Credo lautet hier: Wo nicht gehasst werden darf, kann nicht geliebt werden! Das Ziel in der Arbeit mit Wut ist also immer die Liebe.

Zunächst wird es darum gehen, die Wut, verletzt worden zu sein, anzuerkennen, um in einem weiteren Schritt zu der Erkenntnis zu gelangen, dass sich im Außen lediglich das gestalten kann, was im Inneren bereits vorhanden ist. Fokussiert man in der Paartherapie zu direkt auf dieses Ziel, verliert man häufig den Kontakt zu einem oder beiden Partnern. Dieser Erkenntnisprozess ist ein langsamer, der mal sprunghaft, mal in kleinen Schritten und dann auch wieder gar nicht möglich ist. So wie auf der emotionalen Ebene eine Art emotionaler Katharsis, emotionaler Reinigung, behutsam begleitet werden will, ist dies auch auf der Erkenntnisebene notwendig. Auch hier muss es zu einer Katharsis kommen, einer Reinigung und Bereinigung angesichts von egozentrischem Gedankengut, welches mich als Opfer meines Partners beschreibt. Meine Erfahrung in der Arbeit mit Paaren hat mich jedoch gelehrt, dass ein Perspektivenwechsel leichter vollzogen werden kann, wenn die emotionalen Spannungen verlebendigt worden sind.

Ich begreife dabei Liebe und Hass sowie Lust und Schmerz als Pole, die sich gegenseitig bedingen. Ich glaube, dass der Versuch, Liebe dauerhaft zu ermöglichen, scheitern muss, wenn Wut und Aggression nicht als fester Bestandteil von Beziehung akzeptiert werden können. Ebenso ist der Wunsch, Lust zu erleben, ohne dem Schmerz zuzustimmen, so glaube ich, naiv. Wer nicht den Mut hat, seinen Gefühlen von Wut und Verzweiflung zuzustimmen, wird nicht imstande sein, Gefühle von Liebe und Lust zu erleben. Denn diese Unterscheidung der grundlegenden emotionalen Energien ist letztendlich eine künstliche; d. h., ich kann dem emotionalen Strom grundsätzlich zustimmen oder ihn grundsätzlich negieren. Nur die sogenannten angenehmen Gefühle erleben zu wollen halte ich nicht für möglich. Ich glaube vielmehr, dass das tiefe Erleben von Schmerz die Möglichkeit, tiefe Lustgefühle zu erleben, impliziert – und umgekehrt. Ebenso glaube ich, dass das tiefe Erleben und Zulassen von Wut das tiefe Erleben von Liebe beinhaltet.

Einfachstes Beispiel zur Illustration meiner These ist die häufig als besonders lustvoll erlebte Sexualität nach einem Konflikt. Entscheidend bleibt im Umgang mit sogenannten unangenehmen Gefühlen die Fähigkeit, sie zu tolerieren: also das Wissen, dass intensive Gefühle von Wut und Hass nicht das Ende der Beziehung bedeuten, sondern sie fördern.

Anders ausgedrückt: Will ein Unternehmen auf Dauer erfolgreich bleiben, muss es sich kontinuierlich entwickeln und wachsen und in regelmäßigen Abständen Teile verkaufen, d. h. abstoßen. Ebenso müssen Partner, um sich kontinuierlich entwickeln zu können, immer wieder Teile der Partnerschaft abstoßen, d. h. zerstören, um dauerhaft wachsen zu können. Aggression, Wut und Hass bestehen daher nicht nur aus derselben emotionalen Energie wie Liebe und Lust, sondern sind vielmehr ein notwendiger Bestandteil für den dauerhaften Fortbestand einer Partnerschaft. Denn nur mit ihrer Hilfe kann immer wieder losgelassen oder zerstört werden, was inzwischen überholt ist, damit Platz geschaffen werden kann für seelischen Neubeginn. Die Zerstörung, hier in Form von Wut, ermöglicht somit den Aufbau, d. h. die kontinuierliche Weiterentwicklung. Anders: Zerstörung ist Aufbau. Entscheidend bleibt, dass wir den Partner lediglich nutzen, um zu verstehen, was wir in uns selbst zerstören wollen, weil es nicht mehr dem aktuellen Stand unserer Entwicklung entspricht.

### 4.2.14 Konfliktkultur

Zu der Stunde kommen Peter und seine Frau Klara. Die beiden kennen sich seit acht Jahren und sind seit sechs Jahren verheiratet. Kinder gibt es keine, sind aber gewünscht. Peter berichtet, dass er sich in den vergangenen 14 Tagen kraftvoll und energiegeladen gefühlt habe und nicht mehr bereit sei, die Aggressionen seiner Frau passiv zu erdulden. Daraus habe sich ein neues Problem ergeben. Seine Frau reagiere nun ihrerseits mit abruptem Rückzug, sobald er beginne, ihr in aggressiver Form Widerstand zu leisten. Dadurch stünden sie nun doch wieder am Anfang, diesmal mit umgedrehten Rollen.

Systemisch gesehen, ist das durchaus folgerichtig, da ein Thema nie nur einer Person, sondern immer beiden gleichermaßen gehört. Bezogen auf das Beispiel, kann man davon ausgehen, dass es nun, nach acht Jahren Beziehung, an der Zeit ist, ein Modell der Konfliktkultur zu entwickeln, das der Intensität der Beziehung entspricht. Erfahrungsgemäß werden die Konflikte mit den Jahren härter, die Auseinandersetzungen rütteln mehr an den Grundfesten beider Partner. Dies ist insofern sinnvoll, als Partnerschaft (wie schon erläutert) den Versuch einer kontinuierlichen Entwicklung *beider* Partner darstellt. Entwicklung ist aber nur möglich, wenn die eine – einzige – egozentrische Perspektive durch eine multizentrische Sicht der Dinge ersetzt wird; und dies auf der Ebene der Gedanken, Gefühle und Handlungen. Erst in den Handlungen zeigen sich der

Erkenntnisgewinn bzw. die veränderten Einstellungen beider Partner.

Damit die Ichbezogenheit auf Dauer relativiert werden kann, bedarf es innerhalb stabiler Beziehungen einer Konfliktkultur, die es möglich macht, das Eisen im Feuer weich und biegsam zu machen, ohne es zum Schmelzen zu bringen, d. h. einer Konfliktkultur, bei der die Persönlichkeit formbar bleibt, ohne sich zu verlieren. Gelingt es nicht, in sogenannten stabilen Beziehungen diese Form der kontinuierlichen Instabilität zu erzeugen, würde ich den Fortbestand zumindest als gefährdet betrachten. Entscheidend bleibt, dass diese kontinuierliche Instabilität auf eine Weise erreicht wird, die von beiden Partnern als bewusste Beziehungskultur gepflegt wird.

Dass Peter und seine Frau Klara sich als blockiert erleben, jetzt nur in umgedrehten Rollen, zeigt, dass es beiden noch nicht gelungen ist, der für jede lebendige Beziehung notwendigen Form von Aggressivität zuzustimmen bzw. sie als notwendig zu erachten. Ich möchte in der kommenden Stunde daher versuchen, eine Akzeptanz für die gegenseitige Wut zu erreichen. Nicht, um sie dadurch abzureagieren oder aufzulösen, sondern, im Gegenteil, um sie dauerhaft möglich zu machen. Dies ist ein Paradox, da Paare häufig hoffen, dass nach der Therapie wieder alles beim Alten ist, genau genommen so wie früher. Dass dauerhafte Harmonie nur anhand dauerhafter Konfliktbereitschaft zu haben ist, ist eine Erkenntnis, die insbesondere für Paare, die bisher sehr harmonisch zusammengelebt haben, d. h. um des Frieden willen den Preis der Selbstverleugnung in Kauf genommen haben, schwer zu akzeptieren ist. Nicht, dass Harmonie immer mit Selbstverleugnung einhergeht, dies will ich hier nicht behaupten. Aber Harmonie ohne die klärende Wirkung gelebter Auseinandersetzung ist häufig eine Scheinharmonie.

Es wird für Peter und Klara darum gehen, einen Raum für Diskussion und Auseinandersetzung, auch wütende, d. h.

sinnentleerte Auseinandersetzung, zu kreieren, der nicht vom Beziehungsabbruch bedroht ist. Beziehungsabbruch in Form von Schweigen und Dulden bei Peter und abrupter Abkehr bei Klara. Und dafür, ebendiesen Konfliktraum zu kreieren, ist der Körper eine unschätzbare Ressource. Mithilfe des Körpers kann auf eine kongruente Weise am Konfliktverhalten gearbeitet werden, wie dies auf der verbalen Ebene nur schwer möglich ist. Paare können ihr Konfliktverhalten wunderbar mit Worten beschreiben, sie können es auch im Praxisraum in die Tat umsetzen und sich hier stundenlang streiten. Ich erlebe jedoch streitende Paare im Praxisraum selten als kongruent, d. h. ihre Gefühle, Bedürfnisse oder Sehnsüchte verhandelnd. Täten sie das bereits, wären sie wahrscheinlich nicht in Therapie.

Ein Dialog in Handlung bzw. das Handeln selbst, d. h. das körperliche Bezugnehmen auf den Partner, schafft eine Kongruenz (eine Übereinstimmung von verbaler und nonverbaler Botschaft), die im alltäglichen Miteinander verloren gegangen ist. Um es plastisch zu formulieren, könnte man sagen, dass der sexuelle Akt nicht die einzige Verkörperung der seelischen Bezogenheit aufeinander sein sollte. Es lässt sich weit mehr als nur die sexuelle Energie in einen körperlichen Dialog umsetzen.

### 4.2.15 Paarchoreografie

Als ersten Schritt werde ich Peter und Klara fragen, wie sie ihren Dialog, d. h. in meiner Sprache ihre Choreografie, im Konfliktfall erleben.

ANDRÁS: Klara, kannst du mir sagen, wie du euch im Streit erlebst?

KLARA: Seit Peter hier bei dir war, geht er ganz schön auf mich los. Ich bin am Anfang auch wütend, aber wenn er dann so auf mich losgeht, dann platzt mir der Kragen, mir geht dann eine Sicherung durch, und das will ich ihm nicht zeigen. Deswegen renne ich aus dem Raum und knall die Tür hinter mir zu.

PETER: Und ich fühle mich schuldig, weil ich so wütend geworden bin. Ich will aber auch nicht mehr auf meine Wut verzichten. Wir kommen da nicht weiter. Das ist ein Patt.

ANDRÁS: Klara, bist du denn einverstanden mit Peters Reaktion auf deine Wut?

KLARA: Eigentlich schon. Ich habe mir das immer gewünscht. Umgehen kann ich aber nicht damit.

Ich erfrage nun, wie sie das choreografisch erleben, d. h. in einer körperlichen Bezugnahme aufeinander darstellen würden. Wie schon in der Einzelarbeit mit Peter möchte ich dies nicht anhand einer Skulptur gezeigt bekommen, d. h. anhand einer Darstellung im Raum, unabhängig davon, ob sie statisch oder bewegt realisiert wird. Ich möchte, dass die beiden das Geschehen, aus den bereits benannten Gründen, anhand einer Interaktion darstellen.

ANDRÁS: Klara, kannst du mir anhand einer Interaktion mit Peter zeigen, wie du das erlebst? Ihr könnt das auch gerne ausprobieren und verschiedene Varianten durchspielen.

KLARA: Ich glaube, da brauche ich eine Hilfestellung von dir.

ANDRÁS: Wenn du das Geschehen symbolisch darstellen würdest, z. B. Hahn jagt Henne, wie sähe das bei euch aus?

KLARA (überlegt eine Weile): Vielleicht wie zwei Kampfunde, die aufeinander losgehen und sich ineinander verbeißen, wobei der eine plötzlich und fluchtartig davonrennt.

ANDRÁS: O. k., und wie kann das als Interaktion von euch beiden aussehen?

### 4.2.16 Lösende Interaktion

Klara und Peter stehen auf und probieren verschiedene Varianten aus. Die Variante, in der sich beide mit aller Kraft gegeneinanderstemmen, wird von Klara als stimmig erlebt. Nach einer Weile löst sich Klara abrupt, wodurch Peter nach vorne fällt, und rennt aus dem Raum. Wir spielen das zweimal durch und besprechen dann, wie es beiden damit geht. Beide beschreiben die Interaktion als sehr unbefriedigend, weil sich Spannung aufbaut, aber nicht integriert und damit entladen werden kann. Wir fragen uns, welche alternativen Umgangsformen existieren. Den Kampf zu beenden und miteinander zu reden wird von beiden verworfen, da es nicht um das Miteinanderreden gehe. Beide wollen miteinander kämpfen, das Reden komme zu einer anderen Zeit. Peter schlägt vor, Klara am Wegrennen zu hindern, was bei Klara große Angst auslöst. Sie glaubt, dass sie Peter dann aus lauter Wut ernsthaft wehtun könnte, wenn er sie am Gehen hindere. Wir beschließen, dass Peter sie nicht berühren darf, aber den Weg zur Tür versperren soll. Dies probieren wir aus. Danach frage ich beide wieder nach ihrem Erleben.

ANDRÁS: Wie ist es euch damit ergangen?

KLARA: Ich werde wirklich unfassbar wütend. Ich könnte ihn anschreien, so wütend bin ich.

PETER: Mir geht es gut damit, auch wenn es mir Angst macht. Aber ich finde es gut, dass ich nicht ausweiche.

ANDRÁS: O. k., Klara, was möchtest du denn schreien?

KLARA (überlegt): Dass er abhauen soll, dass er verschwinden soll, was er sich einbildet, mir den Weg zu versperren. Ich kriege wirklich eine mörderische Wut.

Meine Erfahrung ist, dass eine so mörderische Wut häufig zur Abwehr sehr intensiver Gefühle von Hilflosigkeit entsteht. Dabei kann es sich um Ohnmachtserfahrungen aus dem Hier und Jetzt, d. h. dem aktuellen Kontext, wie auch um frühere, zum

Teil familiäre Erfahrungen handeln. Es bleibt daher mein Ziel, diese mörderische Wut in Szene zu setzen, um die Gefühle, die unter dieser Wut liegen, Hilflosigkeit, Angst, Schmerz, Sehnsucht etc., in die Beziehung integrieren zu können. Ich fordere Klara und Peter auf, die Szene zu wiederholen, beginnend bei dem anfänglichen Kampf miteinander, und bitte Klara, so laut zu schreien, wie sie kann. Ich fokussiere hier auf das Schreien, da es mir nicht darum geht, einen Raum für verbale Verletzungen zu kreieren (den ich im höchsten Maße als destruktiv erlebe), sondern einen Raum für das energetische Geschehen zu schaffen (siehe auch 3.3).

KLARA (als sie zur Tür will und Peter sie versperrt): Hau ab! Wage es nicht, mir den Weg zu versperren! Du Schwein! Hau endlich ab!

ANDRÁS: Klara, bleibe bei einem Satz, z. B. „Hau ab!“.

KLARA: Verpiss dich, oder ich mach dich fertig. Du Versager, hau endlich ab!

ANDRÁS: Bleib bei dem „Hau ab!“.

KLARA: Hau ab, du Scheißkerl! Hau ab!

Ich bitte Klara, bei einem Satz zu bleiben, damit sie die Energien bündeln kann. Wenn sie darüber nachdenken muss, was sie als Nächstes sagen möchte, behindert dies nur den energetischen Ausdruck und damit ihre Verlebendigung in der Situation.

ANDRÁS: Und jetzt lauter, so laut, dass er zur Seite geht.

KLARA: Hau ab! Hau ab! [Jetzt geht Klara auf Peter los und versucht, ihn wegzudrücken. Dabei kommt es zu einem kurzen, aber erbitterten Kampf der beiden, den ich umgehend auf die Ebene der Stimme verlagere, damit sie sich nicht verletzen können.]

ANDRÁS: Klara, schrei ihn an. Gib all deine Kraft in deine Stimme.

KLARA: Du Schwein! Du Scheißkerl, du kotzt mich an. [Dabei beginnt sie, heftig zu weinen.]

ANDRÁS: Peter, du hältst dagegen, und sag ihr, was du sagen willst.

PETER: Ich bleibe hier! Ich bleibe!

ANDRÁS: Und auch du mit aller Kraft in deiner Stimme. [Peter brüllt mit aller Energie, woraufhin Klara noch heftiger weint.]

ANDRÁS: Klara, bleib dabei. „Hau ab!"

KLARA: Hau ab! [Nach einer Weile:] Ich kann nicht mehr. [Weint.]

Dies ist, wie man schon beim Lesen feststellen kann, eine emotional sehr lebendige Situation, in der es darauf ankommt, dass sich beide Partner dem anderen voll und ganz schenken. Mit „schenken" meine ich hier, sich ihre Gefühle in vollem Umfang zum Geschenk machen, d. h. jegliche Maske der Falschheit ablegen. Dies ist eine sehr wichtige, wenn auch kurze Sequenz, die zu einer hohen Dichte an Begegnung, Berührung und Verlebendigung führen kann.

Jetzt, nachdem die aggressive Energie in dieser lebendigen Form den Raum erfüllt hat, ist es an der Zeit, nach den Gefühlen zu fragen, die unter diesen Aggressionen liegen. Klara beschreibt, wie hilflos und alleine sie sich fühlt. Sie fühle sich Peter gegenüber so ohnmächtig, und das mache sie so unglaublich wütend. Wir versuchen zu klären, warum sie sich so hilflos fühlt, können aber, außer Peters Wut, keine Begründung finden. Da Klara selbst möchte, dass Peter sich ihr gegenüber wütend zeigt, um ihn, wie sie sagt, spüren zu können, bleibt die Suche im aktuellen Kontext unbefriedigend. Wir begeben uns daher auf die Suche nach Erfahrungen, in denen sich Klara in der Vergangenheit auf ähnliche Weise ohnmächtig und hilflos gefühlt hat.

Als Erstes fällt ihr dazu der Konflikt mit ihrer Schwester ein. Ihrer Schwester ist es in der Auseinandersetzung mit ihr stets gelungen, die Eltern auf ihre Seite zu ziehen, wodurch sie, Klara, die ganze Familie gegen sich hatte. Dieses tiefe Gefühl der verzweifelten Ohnmacht oder hilflosen Wut erlebt sie jetzt, wenn Peter es wagt, sich zu wehren und ebenfalls so aggressiv zu reagieren wie sie selbst. Wir beschließen, an diesen alten Gefühlen, die den aktuellen Kontext zu überlagern scheinen, in der kommenden Stunde zu arbeiten.

### 4.2.17 Projektionsauflösung

Ich hoffe, dass es auf diese Weise gelingt, die Regression in das Alter der kleinen Klara immer dann, wenn es zum Konflikt mit Peter kommt, unterbrechen zu können. Mein Ziel ist es, einen Unterschied zu kreieren zwischen einer Erfahrung der hilflosen Wut zum damaligen Zeitpunkt und der Wut heute, im Konflikt mit Peter. Ich hoffe, dass dieser Unterschied dabei hilft, die damalige Situation von der heutigen zu differenzieren. Ziel ist es, die Regression in die Problemtrance durch die Erfahrung einer kraftvollen Wut, die nicht von Gefühlen der hilflosen Ohnmacht begleitet wird, zu ersetzen. Ich arbeite mit Klara jedoch nicht nur an dem Lösungsmuster, d. h. dem Versuch, diese Erfahrung mit Peter zu entwickeln und zu unterstützen, sondern auch an der Auflösung des Problemmusters. Meiner Erfahrung nach ist es sehr hilfreich, wenn sowohl an der Auflösung alter als auch an der Entwicklung neuer Erfahrungen gearbeitet wird.

Um mit Klara an den alten Ohnmachtserfahrungen zu arbeiten, stelle ich mich als Schwester zur Verfügung und bitte Klara, mir anhand einer Interaktion ihre damaligen Empfindungen zu veranschaulichen. Peter schlüpft zu diesem Zweck in die Rolle ihres Vaters. Klara gibt ihm die Aufgabe, mit strengem Blick vor ihr zu stehen. Die Arme sind dabei überkreuzt. Die Interaktion, die sie entwickelt hat, sieht vor, dass sie auf dem Boden kniet und von ihrer Schwester, die sich mit ihren Händen auf ihre Schultern stützt, am Aufstehen gehindert wird. Wie schon häufiger beschrieben, schließen wir für einen Moment die Augen, atmen und steigen dann in die Szene ein. Nach hilflosen Versuchen von Klara, aufzustehen, unterbreche ich die Sequenz und frage sie, was passiert.

KLARA (die zu weinen beginnt): Ich fühle mich genau so hilflos wie damals. Ich will aufstehen, um mich zu verteidigen und um meinem Vater alles zu erklären. Aber meine Schwester hat mich so fest im Griff, dass ich gar keine Chance habe. Ich könnte platzen vor Wut!

ANDRÁS: Was könnte deine Schwester denn in dieser Szene zu dir sagen?

KLARA: Du bist schuld. Ganz klar, du bist an allem schuld!

ANDRÁS: Und was würdest du gerne antworten?

KLARA: Das stimmt nicht. Du bist genauso schuld. Ich hasse dich dafür!

ANDRÁS: O. k., nehmen wir mal die Stimmen dazu.

Als Mann fällt es mir leicht, Klara am Aufstehen zu hindern. Wäre Klara jedoch stärker als ich, würde ich sie bitten, all ihre Kraft in ihre Stimme zu legen und nicht in die körperliche Interaktion. Dies kann ein ausgewogenes Kräfteverhältnis herstellen, auch wenn physisch große Unterschiede vorhanden sind. Nachdem wir erneut in die Szene eingestiegen sind, bitte ich Klara, noch mehr Energie in ihre Stimme zu legen. Inzwischen ist sie aufgestanden und hat sich von mir (ihrer Schwester) befreit. Sie steht vor mir und schiebt mich mit beiden Händen weg.

ANDRÁS: Lege deine gesamte Energie in deine Stimme.

KLARA: Du hast kein Recht dazu. Du hast kein Recht! [Sie schreit dies mit aller Kraft.]

ANDRÁS: Du bist schuld, du alleine! Niemand sonst! Nur du!

KLARA: Du lügst! Du lügst! [Wieder mit ganzer Kraft. Dann bleibt sie mit einem Ruck stehen. Es entsteht eine lange

> Pause. Nach einer Weile sagt sie ruhig:] Weißt du, was? Du kannst mich mal.

Ich unterbreche hier und frage Klara, wie es zu diesem Stimmungswandel gekommen ist. Sie sagt, dass sie sich so stark gefühlt habe, dass es ihr plötzlich egal war, ob es ihrer Schwester gelingt, ihren Vater von ihrer Schuld zu überzeugen oder nicht. Mit einem Mal sei das nicht mehr wichtig gewesen. Da habe sie losgelassen, und daher konnte sie sagen: „Du kannst mich mal."

Vergleichbar mit der Arbeit, die ich mit Peter zuvor gemacht habe, um den Transfer in den Alltag zu gewährleisten, versuchen wir im weiteren Verlauf der Stunde, dieses Gefühl der Stärke und Entspannung, das sich in dem „Du kannst mich mal" ausdrückt, zu ankern, indem wir Symbole für diesen Gefühlszustand suchen. Klara erhält die Hausaufgabe, darauf zu achten, wie sie sich im Streit mit Peter fühlt und ob es erste, wenn auch geringfügige Anzeichen dafür gibt, dass sich die in dieser Stunde erlebte Kraft und Gelassenheit durchzusetzen beginnen. Mit dieser Hausaufgabe endet die Stunde.

# 5 Ausblick

## 5.1 Von der linearen zur zirkulären Kausalität

Mit den zwei beschriebenen Therapiestunden habe ich versucht, die wesentlichen Prinzipien einer körperorientierten systemischen Therapie, d. h. einer Integration des Körpers in die systemische Praxis, aufzuzeigen. Neben diesen praxisnahen Überlegungen möchte ich abschließend auf die Grundlage, das Menschenbild, welches meinem Vorgehen zugrunde liegt, eingehen, ohne hier allzu weit auszuholen. Ich möchte auf diese Weise eine Koexistenz von Haltung und Intervention erzeugen, ohne die jegliches therapeutisches Handeln zu einem seelenlosen Hantieren verkommt. Therapie ist, auch wenn meine Darstellungen dies nahelegen könnten, nicht machbar. Therapie ist vielmehr ein sehr sensibles Balancieren, ein stetiges Sowohl-als-auch, eher einer Kreisbewegung folgend als einem linearen Ablauf, wobei der Persönlichkeit von Therapeut und Klient sowie ihrer Begegnung eine zentrale, vielleicht die zentralste Bedeutung zukommt.

Am leichtesten lässt sich ein zirkuläres Menschenbild mit dem Kindersatz „Was man sagt, ist man selbst" erklären. Auf einer tieferen Ebene bedeutet das, dass das, was wir im Außen erfahren, ein Spiegel des Inneren darstellt. Natürlich gibt es in dauerhaften Beziehungen, und dies ist der Kontext, auf den ich mich in meinen Gedanken beziehen möchte, immer dich *und* mich, d. h. deinen Anteil und meinen Anteil, deine und meine 50 %. Im therapeutischen Arbeiten beginnt ein Aufeinanderzugehen damit, dass ich meinen Anteil zu verstehen lerne. Und dieser ist nie größer oder kleiner als dein Anteil, da das Leben nur zur Darstellung bringen kann, was in mir *und* dir vorhanden ist. Es nimmt lediglich Gestalt an. So kann es mir bewusst werden. Ich kann staunend vor dem Geschehen stehen und mich fragen, welche Geister da in mir wohnen. Unglaublich, werde ich sagen, faszinierend! Im schlimmsten Fall jedoch werde ich glauben, dass das Ganze mit mir nichts zu tun hat, da mir der Zugang zu meinen unbewussten Impulsen, Gefühlen und Bedürfnissen fehlt.

Dem Menschen ist es nicht möglich, seine unbewussten Impulse zu begreifen, solange sie sich nicht im Außen gestalten. Ein wundervolles Paradox! Das Verhängnisvolle dabei ist: Wir glauben meist, dass uns die anderen etwas zufügen, Partner, Kinder, Kollegen, Freunde, und begreifen nicht, dass sie uns nur zufügen können, was bereits in uns wohnt. Wir machen, ob wir das wollen oder nicht, die anderen verantwortlich, weil es nicht in unseren Kopf will, dass die Art und Weise, in der wir uns verletzen lassen, nur die Art und Weise spiegelt, in der wir uns selbst verletzen. Die Umwelt – unsere Partner, Kinder, Freunde und Kollegen – ist ein Spiegel, nichts weiter.

Voraussetzung für einen heilsamen Blick auf verletzendes Geschehen ist es daher, dass sich alle Beteiligten fragen, inwiefern das Drama, welches zur Darstellung kommt, ihr eigenes, inneres Drama ist. Dazu ist eine Bereitschaft notwendig, sich Gedanken und Gefühlen zu öffnen, von denen man meint, dass sie so niemals existieren können. Zirkularität, zirkuläre Kausalität und damit auch ein zirkuläres Menschenbild leben von dem Bewusstsein, dass alles mit allem verbunden ist. Die Grundlage alles Menschlichen ist die kontinuierliche, wechselseitige Bedingtheit auf der bewussten *und* unbewussten Ebene.

Auf der bewussten Ebene können wir dies noch leicht nachvollziehen. Auf der unbewussten Ebene gelingt uns das nicht mehr. Im Gegenteil, es ergibt für unser Bewusstsein häufig keinerlei Sinn. Es ist schwer nachvollziehbar, inwiefern ich dir unbewusst den Auftrag gegeben habe, mich auf eine Weise zu verletzen, die ich so entschieden ablehne, die mich in der

Folge aber auf der bewussten Ebene zu einer Auseinandersetzung zwingt. Auf der bewussten Ebene werden wir immer sagen: „Du hast mich verletzt, daher bist du schuld." Für das Bewusstsein mag das stimmig sein. Letztendlich wird es aber immer auf ein gemeinsam erzeugtes Geschehen hinauslaufen, das das Ziel hat, die uns fehlenden Elemente ins Bewusstsein zu heben.

Zu verstehen, dass ich der Auftraggeber der Verletzungen bin, die mir zugefügt werden, fällt schwer. Aber unbewusst weiß ich genau, an welchen Stellen ich mich meiner Entwicklung entgegenstelle. Und unbewusst werde ich dafür sorgen, dass diese Stellen meiner Seele in Bewegung kommen. Dafür bedarf es der Umwelt, Partner, Freunde, Kinder etc. Mit ihnen gehe ich eine unbewusste Allianz ein, eine Art Wachstumsvertrag, in dem wir uns unbewusst versprechen, dafür zu sorgen, dass das Ziel unserer Begegnung die Lebendigkeit selbst ist. Diesen Vertrag gehen wir ohne unseren bewussten Willen ein. Wir entscheiden uns nicht bewusst dafür, uns von nun an so zu verletzen, wie wir das brauchen, um verstehen zu können, an welchen Stellen wir uns selbst verletzen. Aber das Unterbewusstsein oder das Leben selbst schließt für uns diesen Vertrag ab, und nicht nur diesen einen, es schließt unzählige solcher Verträge ab. Mit jedem Menschen, dem wir begegnen, einen anderen. Das Amüsante daran ist: Wir werden gar nicht gefragt. Wenn wir jedoch beide begreifen, dass wir einen Vertrag miteinander eingegangen sind, können wir auch akzeptieren, dass du mich in meinem Auftrag und ich dich in deinem Auftrag an ebenjenen Stellen verletze, an denen wir den Mut verloren haben, dem Leben und dem Lebendigen zu begegnen. Dies ist für mich der erste Schritt in Richtung einer heilsamen Begegnung, ob nun zwischen Mann und Frau, Eltern und Kindern oder Therapeut und Klient.

## 5.2 Politische Dimensionen

Lässt sich diese Betrachtungsweise aus dem Kontext dauerhafter Beziehungen auf das Menschliche im Allgemeinen übertragen? Meine Antwort wäre eher ein Nein. Diese Sichtweise hat Sinn, wenn sie von *beiden* Seiten eingenommen und geteilt wird. Wird sie lediglich von einer Seite eingenommen, betreten wir spirituelle Dimensionen. Gewalt mit Gewaltlosigkeit zu begegnen mag einem Mahatma Gandhi oder dem Buddhismus gelingen. Ein Vater jedoch, der seine Tochter missbraucht, muss mithilfe von Polizei und Justiz, d. h. mit Staatsgewalt, daran gehindert werden. Sucht er in der Folge einen Therapeuten auf, freut mich das. Die destruktive, auch selbstdestruktive Handlung muss jedoch gestoppt werden, bevor eine zirkuläre Sichtweise, d. h. eine Sichtweise der Gleichberechtigung, einen Platz bekommen kann. Insofern noch einmal: Dort, wo es keine Gleichberechtigung gibt, mag eine zirkuläre Betrachtungsweise in manchen Fällen vielleicht ehrenhaft sein, sinnvoll erscheint sie mir jedoch nicht.

Destruktion kann nur aus einer einseitigen Identifikation mit dem Egozentrismus, d. h. aus einer egozentrischen Perspektive, heraus entstehen. Wenn ich jedoch davon ausgehe, dass sich das Leid dieser Welt dadurch reduzieren lässt, dass immer mehr Menschen auf ihre egozentrische Sicht der Dinge verzichten und sie durch ein Weltbild ersetzen, in dem mir widerfährt, was ich erzeuge, dann beginnt auch eine spirituelle Dimension, Sinn zu haben. Dies lässt sich in einem Kontext, in dem es keine politisch oder religiös bedingte Gewalt gibt, leicht feststellen. Doch was ist mit Menschen, die aus politischen, religiösen oder soziokulturellen Motiven physisch und psychisch geschädigt werden? Ist auch in diesen Menschen vorhanden, was ihnen von außen widerfährt? Mit Sicherheit nicht!

Aber warum widerfährt es ihnen dann? Weil sich menschliche Destruktivität auch Ventile sucht, die mit ihrer Quelle, ihrem Entstehungsort, nichts gemein haben müssen. Das bedeutet, dass die Quelle für die Gewalt, die in mir wohnt, nicht mit dem Ziel meiner destruktiven Impulse übereinstimmen muss. Die Quelle kann genauso gut in meiner Vergangenheit, aber auch in der Vergangenheit meiner Eltern, Großeltern, meiner Sippe, kulturellen Gemeinschaft oder schlicht der Menschheit selbst liegen. Aus diesem „kollektiven Unbewussten" (um den Begriff von C. G. Jung zu benutzen) menschlicher Destruktivität bezieht die individuelle Destruktivität ihre Kraft, ohne darauf zu achten, dass es gar nicht das konkrete Gegenüber ist, das einen verletzt hat. Dies ist jedoch unerheblich, solange es um kollektive Vergeltung geht. Sie erzeugt die Vorstellung der Berechtigung, eine Vergeltung in einem universellen Sinn herzustellen, ohne dabei auf individuelle Unterschiede zu achten.

## 5.3 Von der Destruktion zur Aggression

Hier stehen sich in einem sehr vereinfachten Sinn das freudsche und das ericksonsche Unbewusste gegenüber. Das Unbewusste als Ort der Triebe wie Neid, Gier, Hass etc., die von einem bewussten Ich kontrolliert werden müssen (dem freudschen Unbewussten), im Gegensatz zu einem Unbewussten als Ort der intuitiven Kompetenz, vielleicht sogar der Weisheit und des Wissens darüber, was mir guttut bzw. fehlt (dem ericksonschen und jungschen Unbewussten). Generalisiert man die verschiedenen theoretischen Gruppen, könnte man die Grundfrage stellen, ob der Mensch von Grund auf gut oder böse ist; oder, anders gefragt: Wird ein Säugling mit dem Potenzial zur Destruktivität geboren, oder ist Destruktivität eine Folge kultureller Gegebenheiten?

Es gibt zahlreiche Forschungen zu beiden theoretischen Gruppen – von sozialpsychologischen Experimenten, die gezeigt haben, dass Menschen unter Stress entweder zur Regression oder zur Destruktion neigen, bis hin zu anthropologischen Studien von nativen Gruppierungen, die fernab jeder Zivilisation keine Destruktivität kennen. Immer vorausgesetzt, dass wir Destruktion von Aggression unterscheiden. Aggression hier als Fähigkeit, sich zu behaupten, ohne dabei seinem Gegenüber zu schaden. Destruktion als bewusstes Ziel, zu zerstören bzw. zu töten.

Im systemischen Sinne entscheide ich mich für ein Sowohl-als-auch. Ich glaube, dass der Mensch über eine Veranlagung verfügt, die sich sowohl in konstruktive als auch in destruktive Richtung entwickeln kann. Im soziokulturellen oder politischen Raum hat es wenig Sinn, von einer individuellen Perspektive auszugehen. Hier wirken universelle Mechanismen. Das bedeutet, dass sich destruktive Energie in einer universellen Form entladen kann, ohne dabei Rücksicht auf die Individualität des Einzelnen zu nehmen. Hier kann ich lediglich davon ausgehen, dass mir widerfährt, was im universellen Raum menschlicher Identität vorhanden ist. Dennoch: Will ich destruktive Entladungen verhindern, kann ich das in meinen Gedanken beginnen und auf diese Weise dem universellen Ausmaß an menschlicher Destruktivität meine Energie entziehen. Hier geht eine therapeutisch-individuelle in eine politisch-spirituelle Perspektive über. Die Destruktion in meinen Gedanken kann ich stoppen, indem ich mir bewusst werde, dass mir in meinen individuellen, dauerhaften Beziehungen lediglich ein Spiegel meiner Destruktivität, d. h. meiner lieblosen Haltung mir selbst gegenüber, vorgehalten wird. Konkret heißt dies, Schuldzuweisung fallen zu lassen. In Kurzform würde dies bedeuten: Gelingt es mir, mich als Auftraggeber dessen zu begreifen, was mir in meinen dauerhaften Beziehungen widerfährt, reduziere ich auch das Ausmaß an Energie, welches der menschlichen Destruktivität in kollektiver Form zur Verfügung steht.

## 5.4 Ethische Disziplin

Die egozentrische Perspektive zu verlassen erfordert ein hohes Maß an ethischer Disziplin, da sich das alte, lineare Denken immer wieder unser bemächtigt. Dennoch, gelingt uns ein Blick, der uns dabei hilft, uns selbst als ebenso geblendet wie unser Gegenüber wahrzunehmen, gehen wir den ersten Schritt in Richtung einer friedlichen Welt und einer liebevollen Begegnung mit uns selbst und, in der Folge, mit unserer Umwelt. Denn jeder Vorwurf, jede Schuldzuweisung, die wir nach außen richten, muss zu uns zurückkommen, um uns einen Spiegel vorzuhalten. Wenn nicht im individuellen, dann im kollektiven Sinn. Indem wir den anderen für die eigene Unfähigkeit zu lieben verantwortlich machen, verletzen wir lediglich uns selbst. Jeder aggressive Gedanke erzeugt ein negatives Milieu, in dem sich individuelle und universelle Destruktivität entwickeln können.

Erst wenn wir beginnen zu verstehen, dass wir immer nur uns selbst begegnen, gewinnen wir den Abstand von der egozentrischen Beschreibung, den wir für einen liebevollen Blick auf unsere Beziehungen brauchen. Lieben bedeutet demnach, sich selbst im anderen zu erkennen. Dies jedoch in einer Konsequenz, die nicht nach meinem und deinem Anteil fragt, sondern davon weiß, dass alles immer Dein und Mein zugleich ist und destruktive Entwicklungen nur in konstruktives, liebevolles Geschehen verwandelt werden können, wenn wir lernen, dem eigenen Mangel, der sich durch den und im anderen gestaltet, liebevoll zu begegnen. Sich selbst diesen Mangel an Liebe zu verzeihen macht es möglich, dem Gegenüber für seinen Liebesdienst, hier in Form von Verletzung und von Ent-Täuschungen, zu danken. Dieser Blick auf zwischenmenschliches Geschehen bildet die Grundlage meines therapeutischen Handelns und stellt den Rahmen dar, innerhalb dessen sich die zuvor beschriebenen Interventionen bewegen.

Ohne diesen Rahmen käme mir mein therapeutisches Handeln seelenlos vor. Oder, anders formuliert: Das zirkuläre oder systemische Menschenbild stellt die Seele meines therapeutischen Handelns dar; innerhalb dieses Menschenbildes bekommen die zuvor beschriebenen Interventionen erst ihren Sinn.

# Literatur


Beaulieu, D. (2008): Impact-Techniken für die Psychotherapie. Heidelberg (Carl-Auer), 3. Aufl.

Boadella, D. (2009): Befreite Lebensenergie. Eine Einführung in die Biosynthese. München (Schirner).

Boszormenyi-Nagy, I. (2006): Unsichtbare Bindungen. Die Dynamik familiärer Systeme. Stuttgart (Klett-Cotta).

Boyesen, G. (2006): Über den Körper die Seele heilen. München (Kösel).

de Shazer, S. (1998): Wege der erfolgreichen Kurztherapie. Stuttgart (Klett-Cotta).

Casriel, D. (1995): Wiederentdeckung der Gefühle. Oberursel (12 & 12).

Downing, G. (2000): Körper und Wort in der Psychotherapie. Leitlinien für die Praxis. München (Kösel).

Dychtwald, K. (1996): Körperbewusstsein. Eine Synthese der östlichen & westlichen Wege zur Selbst-Wahrnehmung, Gesundheit und persönlichem Wachstum. Essen (Synthesis).

El Hachimi, M. u. L. Stephan (2008): Paartherapie – Bewegende Interventionen. Tools für Therapeuten und Berater. Heidelberg (Carl-Auer), 2. Aufl.

Fisch, R., J. H. Weakland u. L. Segal (1987): Strategien der Veränderung. Stuttgart (Klett-Cotta).

Foucault, M. (1973): Wahnsinn und Gesellschaft. Eine Geschichte des Wahns im Zeitalter der Vernunft. Frankfurt a. M. (Suhrkamp).

Freud, S. (1972): Drei Abhandlungen zur Sexualtheorie. Studienausgabe Bd. V. Frankfurt a. M. (Fischer).

Geißler, P. (2001): Analytische Körperpsychotherapie. Wien (Facultas).

Goolishian, H. A. u. H. Anderson (1997): Menschliche Systeme. In: L. Reiter, J. Brunner u. E. J. Reiter-Theil (Hrsg.): Von der Familientherapie zur systemischen Perspektive. Berlin (Springer).

Grof, S. (2008): Impossible. Wenn Unglaubliches passiert: das Abenteuer außergwöhnlicher Bewusstseinerfahrungen. München (Kösel).

Heisterkamp, G. (1999): Heilsame Berührungen. Praxis leibfundierter analytischer Psychotherapie. Stuttgart (Klett-Cotta).

Hüther, G. (2006): Bedienungsanleitung für ein menschliches Gehirn. Göttingen (Vandenhoeck & Ruprecht).

Hüther, G. (2008): Neurobiologische Implikationen für die systemische Therapie gestörter Beziehungen. [DVD.] (8. wissenschaftliche Jahrestagung der DGSF, «Systemische Hirngespinste».) Müllheim (Auditorium).

Hüther, G. u. C. Nitsch (2008): Wie aus Kindern glückliche Erwachsene werden. München (Graefe u. Unzer).

Janov, A. (2007): The primal scream: Primal therapy, the cure for neurosis. New York (Kessinger).

Joraschky, P. (1996): Die System- und Strukturdiagnose. In: M. Cierpka (Hrsg.): Handbuch der Familiendiagnostik. Berlin (Springer), S. 317–335.

Kurtz, R. (2002): Hakomi. Eine körperorientierte Psychotherapie. München (Kösel).

Lauterbach, M. (2007): Wie Salz in der Suppe. Aktionsmethoden für Gruppen- und Einzelarbeit. Heidelberg (Carl-Auer).

Lowen, A. (2002): Bioenergetik. Therapie der Seele durch die Arbeit mit dem Körper. Reinbek bei Hamburg (Rowohlt).

Lowen, A. (2006): Bioenergetik für Jeden: Das vollständige Übungshandbuch. 102 Übungen. München (Kirchheim).

Minuchin, S. (1997): Familie und Familientherapie: Theorie und Praxis struktureller Familientherapie. Freiburg i. Br. (Lambertus).

Moser, T. (2001): Berührung auf der Couch. Formen der analytischen Körperpsychotherapie. Frankfurt a. M. (Suhrkamp).

O'Hanlon, W. H. u. L. A. Hexum (1994): Milton H. Ericksons gesammelte Fälle. Stuttgart (Klett-Cotta).

Pesso, A. u. T. Moser (2002): Strukturen des Unbewussten. Frankfurt a. M. (Suhrkamp).

Pierrakos, J. (1997): Core-Energetik. Zentrum deiner Lebenskraft. Essen (Synthesis).

Reich, G., A. Massing u. M. Cierpka (1996): Die Mehrgenerationenperspektive und das Genogramm. In: M. Cierpka (Hrsg.): Handbuch der Familiendiagnostik. Berlin (Springer), S. 223–258.

Reich, W. (1982): Frühe Schriften Bd. I und II. Köln (Kiepenheuer u. Witsch).

Reich, W. (1989): Charakteranalyse. Köln (Kiepenheuer u. Witsch).

Satir, V., J. Banman, J. Gerber u. T. Kierdorf (2007): Das Satir-Modell: Familientherapie und ihre Erweiterung. Paderborn (Junfermann).

Selvini Palazzoli, M., L. Boscolo, G. Checcin u. G. Prata (1981): Hypothetisieren, Zirkularität, Neutralität. Drei Richtlinien für den Leiter der Sitzung. *Familiendynamik* 6: 123–139.

Simon, F. B. u. C. Rech-Simon (2007): Zirkuläres Fragen. Systemische Therapie in Fallbeispielen: Ein Lernbuch. Heidelberg (Carl-Auer), 8. Aufl. 2009.

Stierlin, H. (1982): Delegation und Familie: Beträge zum Heidelberger familiendynamischen Konzept. Frankfurt a. M. (Suhrkamp).

Walch, S. (2007): Dimensionen der menschlichen Seele. Transpersonale Psychologie und holotropes Atmen. Düsseldorf (Patmos).

Watzlawick, P., J. Weakland u. R. Fisch (2004): Lösungen. Zur Theorie und Praxis menschlichen Handelns. Bern (Huber).

Weber, G. (2000): Zweierlei Glück. Die systemische Psychotherapie Bert Hellingers. Heidelberg (Carl-Auer), 13. Aufl.

Weber, G., G. Schmidt u. F. B. Simon (2007): Aufstellungsarbeit revisited … nach Hellinger? Heidelberg (Carl-Auer).

Weber, R. (2006): Paare in Therapie. Erlebnisintensivierende Methoden und Übungen. Stuttgart (Klett-Cotta).

Weiss, H. u. G. Marlock (2006): Handbuch der Körperpsychotherapie. Stuttgart (Schattauer).

Weiss, T. u. G. Haertel-Weiss (2005): Familientherapie ohne Familie. München (Piper).

White, M. u. D. Epston (2006): Die Zähmung der Monster. Der narrative Ansatz in der Familientherapie. Heidelberg (Carl-Auer), 6. Aufl. 2009.

Whitaker, C. A. u. W. M. Bumberry (1992): Dancing with the Family. Eine symbolische Erlebnistherapie. Mainz (Grünewald).

Whitaker, C. A. u. A. Y. Napier (1998): Die Bergers. Beispiel einer erfolgreichen Familientherapie. Reinbek bei Hamburg (Rowohlt).

Wienands, A. (2003): Zur Verwendung der systemischen Familienskulptur in der Arbeitsweise von Peggy Papp, Virginia Satir sowie Fred und Bunny Duhl. *Zeitschrift für systemische Therapie* 21 (3/4): 155–169.

Wienands, A. (2005): Choreographien der Seele. Lösungsorientierte systemische Psycho-Somatik. München (Kösel).

## Über den Autor

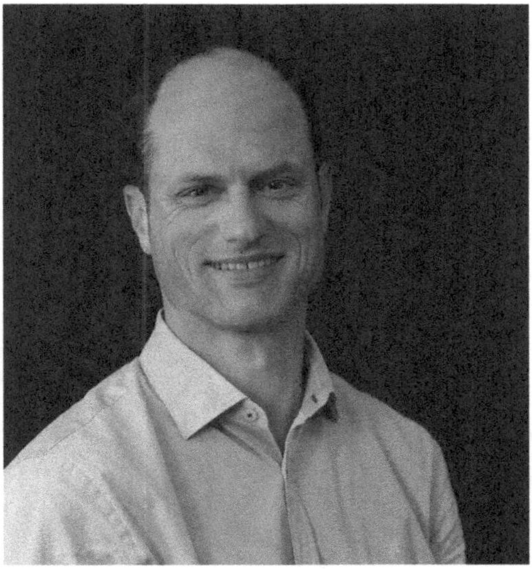

© Arvo Wichmann

*András Wienands*, Diplom-Psychologe, Systemischer Berater, Therapeut und Supervisor, Lehrender/Lehrtherapeut; Tätigkeit am Therapiecentrum für Essstörungen (TCE) des Max-Planck-Instituts für Psychiatrie; an der psychosomatischen Klinik Windach am Ammersee, Fachklinik für Verhaltenstherapie; an der psychosomatischen Klinik am Hardberg, Fachklinik für systemische Therapie; und am Therapiecentrum für Suchterkrankungen (Prop) des Max-Planck-Instituts München. Geschäftsführer/Institutsleiter der GST GmbH, Gesellschaft für systemische Therapie und Beratung (Sitz Berlin und München), mit Ausbildungsgängen in systemischer Beratung, Therapie, Supervision, Kinder- und Jugendlichentherapie und körperorientierter Systemischer Therapie/Lösungsorientierter systemischer Psychosomatik (KPT).